# CINQUANTENAIRE

## DE

## L'ASILE NATIONAL

# DES CONVALESCENTS

# DE SAINT-MAURICE

### (SEINE)

## 1857 — 1907

# CINQUANTENAIRE

DE

## L'ASILE NATIONAL

# DES CONVALESCENTS

DE SAINT-MAURICE (SEINE)

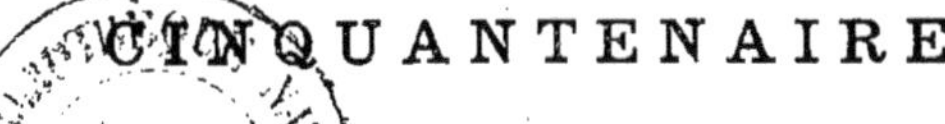

## 1857 — 1907

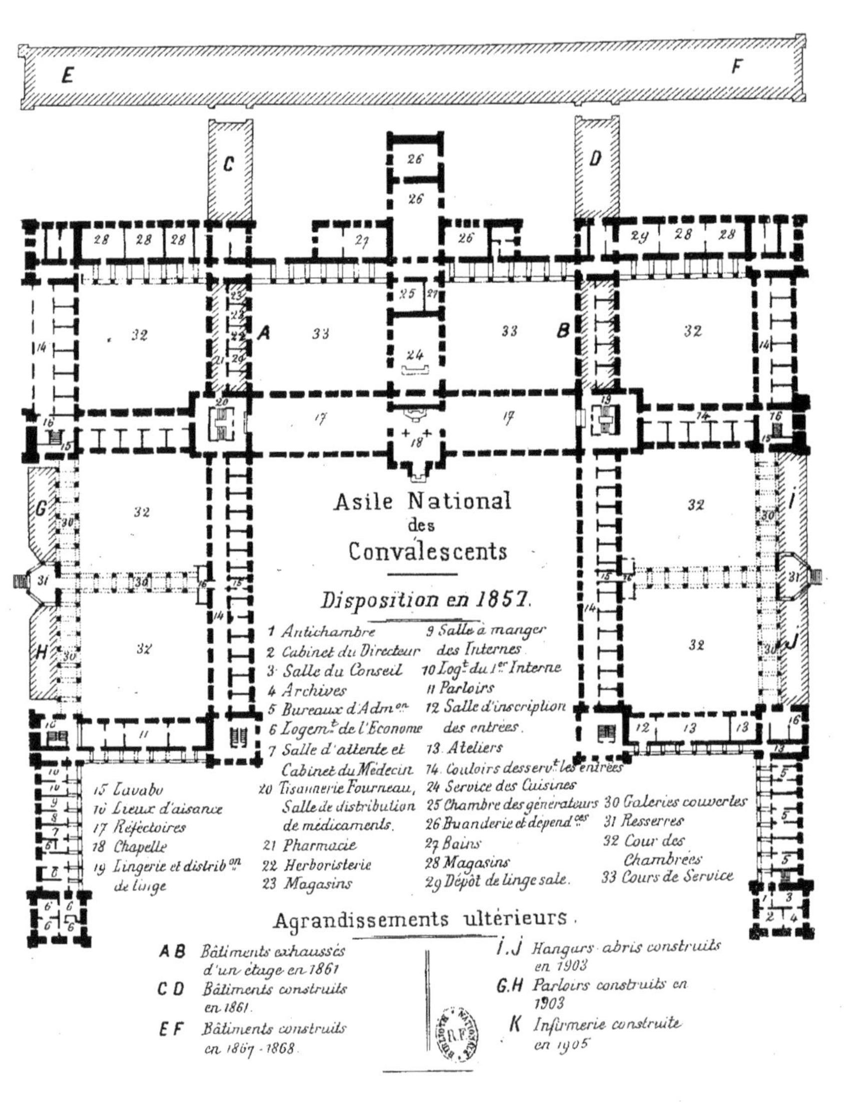

E
F
K
C
D
A
B
G
H
i
j
28 28 28
27
26
29 28 28
32
33
33
32
14
14
26
26
25 27
24
16
17
18
17
16
15
19
15
32
32
30
30
31
30
16
15
14
30
30
31
32
32
16
15
14
16
12 13 13 16
11
12
13
Asile National
des
Convalescents
Disposition en 1857.
1 Antichambre
2 Cabinet du Directeur
3 Salle du Conseil
4 Archives
5 Bureaux d'Adm^on
6 Logem^t de l'Econome
7 Salle d'attente et
Cabinet du Médecin
9 Salle à manger
des Internes
10 Log^t du 1^er Interne
11 Parloirs
12 Salle d'inscription
des entrées
13 Ateliers
14 Couloirs desserv^t les entrées
15 Lavabo
16 Lieux d'aisance
17 Réfectoires
18 Chapelle
19 Lingerie et distrib^on
de linge
20 Tisannerie Fourneau,
Salle de distribution
de médicaments.
21 Pharmacie
22 Herboristerie
23 Magasins
24 Service des Cuisines
25 Chambre des générateurs
26 Buanderie et dépend^ces
27 Bains
28 Magasins
29 Dépôt de linge sale.
30 Galeries couvertes
31 Resserres
32 Cour des
Chambrées
33 Cours de Service
Agrandissements ultérieurs.
A B  Bâtiments exhaussés
       d'un étage en 1861
C D  Bâtiments construits
       en 1861.
E F  Bâtiments construits
       en 1867 - 1868.
I.J  Hangars abris construits
       en 1903
G.H  Parloirs construits en
       1903
K  Infirmerie construite
       en 1905

# L'ASILE NATIONAL

# DES CONVALESCENTS

## DE SAINT-MAURICE (SEINE)

## (ANCIENNEMENT ASILE DE VINCENNES)

————⫷•⫸————

## SA FONDATION, SON FONCTIONNEMENT

## de 1857 à 1907.

### Par le Docteur BOURRILLON

ANCIEN DÉPUTÉ, DIRECTEUR

————•————

MELUN

IMPRIMERIE ADMINISTRATIVE

——

1907

M. ARMAND FALLIÈRES, *Président de la République.*

M. GEORGES CLEMENCEAU, *Président du Conseil des Ministres,*
*Ministre de l'Intérieur.*

M. ADOLPHE MAUJAN, *Sous-Secrétaire d'État*
*du Ministère de l'Intérieur.*

M. LÉON MIRMAN, *Directeur de l'Assistance et de l'Hygiène*
*publiques du Ministère de l'Intérieur.*

M. FÉLIX DE SAINT-SAUVEUR, *Chef du $1^{er}$ Bureau*
*de l'Assistance au Ministère de l'Intérieur.*

# INTRODUCTION

Après avoir brièvement exposé l'histoire de la question des maisons de convalescence, j'ai reproduit exactement et intégralement tous les décrets épars et un peu oubliés qui se rapportent à la fondation, à la dotation et au fonctionnement de l'Asile et de ses dépendances. J'y ai joint les extraits des rapports, des discours et des lettres qui m'ont semblé apporter le plus de clarté sur les origines de l'œuvre et sur les conditions qui ont présidé à sa création et à ses perfectionnements.

J'ai ensuite condensé dans une série de tableaux les comptes administratifs de 1857 à 1906, persuadé que rien ne peut mieux faire ressortir les qualités et les défauts d'une institution que l'examen de ses comptes.

Néanmoins, j'ai, dans des notes spéciales, dans des relevés statistiques établis année par année et constituant autant de comptes moraux sommaires, résumé les faits intéressants ou de quelque importance.

Une courte monographie pour les immeubles de Paris, une pour la Maison des célibataires, une troisième pour l'Annexe de l'Asile, complètent la vue d'ensemble des services de l'Établissement. Toutefois celle-ci ne serait pas entière si l'on ne consultait la notice que j'ai publiée en 1900 : il m'a paru inutile de revenir sur les questions qui ont été traitées dans cette brochure.

Enfin j'ai fait reproduire, par un procédé inaltérable, [1] les photographies déjà un peu passées, d'un album datant des premières années de l'Asile, en y ajoutant des vues postérieures à l'année 1900 et qui, par conséquent, n'avaient pu être comprises dans la brochure publiée à cette époque.

Ces deux notices avec leurs illustrations, constituent ainsi un faisceau de documents qui ne seront pas sans intérêt pour ceux que préoccupe l'évolution des œuvres d'assistance et de solidarité sociales.

---

[1] Photogravures de Yvon à Vincennes.

# Les maisons de convalescence en France
## avant 1855.

La question des maisons spéciales de convalescence est des plus anciennes. Nous savons qu'au xvii⁰ siècle le bureau de l'Hôtel-Dieu qui était parfois obligé de requérir la force publique contre les convalescents qui encombraient ses services, manifesta une grande satisfaction, quand, en 1645, M. et Mme de Fieubet installèrent un hôpital de convalescents, rue de la Bucherie, lequel fut ensuite transporté dans le prieuré de Saint-Julien-le-Pauvre, bien que celui-ci fut situé dans « un lieu trop humide et qui recevait le mauvais air de l'Hôtel-Dieu ». Il y avait là néanmoins une tentative heureuse et un exemple qui fut suivi par une autre personne charitable.

L'hôpital des convalescents de la Charité fut en effet fondé en 1650 par Mme Angèle de Faure et bâti rue du Bac. Mais ces maisons disparurent et, à partir du xviii⁰ siècle, la plupart des hôpitaux de Paris eurent seulement des salles spéciales pour les convalescents.

Le 19 novembre 1819, M. de Montyon léguait aux hôpitaux une somme de 4.859.220 francs dont le revenu devait être distribué aux *pauvres sortant des hôpitaux* qui avaient le plus besoin de secours.

Dès 1821, on songea à utiliser ce don pour créer un asile de convalescents, mais, après étude, cette idée fut écartée pour le double motif que cette fondation eût excédé les ressources du legs et qu'un tel établissement ne rentrait pas dans les intentions manifestement exprimées par le bienfaiteur.

Voici les motifs que le rapporteur, M. de la Bonnardière, invoque pour expliquer ce rejet. Si certains d'entre eux sont très légitimes, d'autres témoignent d'une connaissance bien imparfaite de la question.

L'idée d'un hôpital de convalescents devait naturellement se présenter : la proposition en fut faite au Conseil, et écartée après avoir été examinée et discutée.

Il ne sera pas inutile de consigner ici les motifs qui ont déterminé son opinion, soit pour la justifier aux yeux des personnes qui ne la partageraient pas, soit pour éclairer celles qui pourraient en reproduire le projet.

Le Conseil l'a considérée sous deux points de vue : la dépense et l'intérêt des malades.

Un hôpital de convalescents, pour remplir sa destination, doit être vaste, bien aéré, disposé pour recevoir séparément des hommes, des femmes, des enfants ; il exige par conséquent, un grand terrain, des bâtiments étendus, des cours et des promenoirs proportionnés.

Ainsi, première dépense : acquisition de terrain ; seconde dépense : bâtiments à construire, mobilier à fournir. Deux ou trois millions ne suffiraient pas pour les frais de premier établissement d'une maison qui devrait être en rapport avec le nombre des malades et les convenances d'une ville comme Paris.

Viendrait ensuite la dépense de l'état-major et de tout le service, et enfin la nourriture des convalescents.

Mais, aurait-on les fonds nécessaires pour acheter, construire, meubler et entretenir un pareil établissement, serait-il ce qui conviendrait le mieux aux convalescents ?

Vous ne l'avez pas ainsi jugé, Messieurs ; vous avez pensé qu'il n'aurait aucun avantage et qu'il présenterait de grands inconvénients pour eux et pour l'administration.

Quelque soin que l'on prît pour entretenir la propreté, la salubrité et l'ordre dans cette maison, il serait difficile d'y parvenir, avec des gens qui s'y regarderaient comme dans une hôtellerie qu'ils peuvent quitter quand il leur plaît. S'ils étaient tenus renfermés, ils ne trouveraient aucun avantage dans le séjour qu'ils y feraient. D'abord, il ne serait pas favorable au rétablissement de leur santé, parce que la grande réunion de personnes non accoutumées à la propreté entretiendrait dans cette maison un air qui serait contraire au but proposé.

Puis, quand ils en sortiraient, ils ne seraient pas plus avancés qu'en quittant l'hôpital où ils auraient été malades. Pour remédier à ce second inconvénient, il conviendrait de les laisser sortir, afin qu'ils puissent chercher de l'ouvrage, et commencer même à travailler, s'ils étaient en état. Mais qu'arriverait-il ? Ils iraient chez leurs parents, chez leurs amis, ou, dans les cabarets, et seraient exposés à se livrer à des excès nuisibles à leur santé. Souvent ils reviendraient à l'hôpital, pris de vin, et n'auraient gagné à leur sortie qu'une rechute ou une maladie plus grave que celle dont ils étaient convalescents. Comment maintenir l'ordre et la police dans une maison ainsi composée ? Enfin, la plupart des gens du peuple sont en général imprévoyants, et vivent au jour le jour ; logés et nourris dans un hôpital, ils ne s'embarrasseraient pas de ce qu'ils deviendraient le lendemain de leur sortie. Ils ne gagneraient rien à cette prolongation de séjour, et les grandes dépenses faites pour l'institution d'un hôpital de convalescents seraient perdues pour l'administration et pour les pauvres.

Vous avez pensé, Messieurs, qu'un établissement de ce genre, bien loin d'être un perfectionnement, comme on l'a prétendu, depuis votre décision, dans un mémoire qui a été soumis à votre examen, serait un pas rétrograde.

Dans une grande ville, il faut des hôpitaux pour recevoir les malades qui ne peuvent être traités chez eux ; mais il serait plus avantageux qu'ils pussent l'être dans leur domicile, au sein de leur famille. A plus forte raison, convient-il mieux d'y renvoyer les convalescents avec des secours, que de les réunir dans une maison commune.

Telle était aussi l'opinion de M. Montyon, qui l'avait assez manifestée par les dons qu'il avait fait de son vivant.

En 1837 et 1838 la question fut reprise ; mais l'Assistance publique repoussa la construction d'un asile, *parce que*, disait-elle, *les médecins et les chirurgiens des différents hôpitaux ne manqueraient pas d'envoyer à la convalescence les vieillards incurables, les phtisiques et tous les autres individus ne laissant aucun espoir de guérison et qui occuperaient des lits pendant un temps indéterminé sans avantage pour eux et sans intérêt pour la science.*

Les motifs invoqués étaient assurément insuffisants pour faire rejeter le projet, mais l'expérience a démontré que les craintes exprimées à ce sujet n'étaient pas sans fondement ; car l'administration de l'Asile des convalescents ne cesse, depuis cinquante ans, de lutter contre la tendance qu'a le corps médical des hôpitaux à évacuer sur l'Asile plutôt des malades chroniques que de vrais convalescents.

Cependant la Commission médicale de 1838 justifiait sa demande par les considérations suivantes qui méritaient un meilleur accueil :

Conserver les convalescents dans les mêmes lits où ils ont subi une maladie plus ou moins grave, dans des salles renfermant des malades ou des mourants, dans un hôpital enfin, où tous les objets ne peuvent avoir qu'une action fâcheuse sur le physique et le moral du pauvre qui vient d'échapper à la mort, c'est mal comprendre les intérêts de l'humanité et de l'économie.

Dans l'hôpital, le convalescent récupérera plus lentement ses forces, et restera fort exposé à des rechutes, surtout s'il ne respire pas un air sec et pur, s'il n'est pas vêtu chaudement, si son régime est peu soigné et peu fortifiant.

Le passage dans la maison de convalescence, que nous supposons parfaitement appropriée à sa destination, serait vivement désiré par les malades, et le moment où il se réaliserait serait pour eux une occasion de bonheur et d'espérance.

De leur côté, les médecins éprouveraient beaucoup moins de répugnance à renvoyer de l'hôpital l'indigent qui n'aurait plus besoin que d'un bon régime pour rétablir ses forces.....

Enfin, les vieillards et les incurables, qui occupent toujours un si grand nombre de lits dans nos hôpitaux, pourraient aussi être dirigés sur la maison générale de convalescence, et, pendant le court séjour qu'ils y feraient, on déciderait, après un examen attentif, s'ils devraient être remis à leur familles, s'ils devraient être recommandés aux bureaux de bienfaisance, qui leur délivreraient des secours, ou bien s'ils auraient droit à être admis dans les hospices.....

Quels immenses avantages résulteraient pour les hôpitaux de la création d'une maison générale de convalescence ! Les malades jouissent de plus de tranquillité. Moins nombreux, ils sont beaucoup mieux soignés. Les salles, mieux aérées, plus propres, ne sont plus sujettes à être encombrées de lits supplémentaires. L'été, elles peuvent être successivement vidées et remises à neuf aussi souvent que la salubrité l'exige. Le nombre des malades étant diminué, tous les services, la cuisine, la pharmacie, la lingerie sont notablement plus faciles, plus réguliers......

La maison générale de convalescence, non seulement ferait cesser l'encombrement qui se renouvelle chaque hiver, mais encore préparerait des ressources certaines pour les épidémics à venir et que l'administration doit prévoir.

La dépense serait sans doute considérable, mais de courte durée. La maison de convalescence une fois construite et garnie de tout ce qui lui serait nécessaire, les frais annuels qu'elle entraînerait seraient plus que compensés par les économies qu'on réaliserait dans les hôpitaux.

La question des maisons de convalescents fut donc provisoirement enterrée.

La Monarchie de Juillet avait posé et soumis à de laborieuses enquêtes un grand nombre de problèmes sociaux qu'elle s'était trouvée impuissante à résoudre. La République de 1848 trop divisée par des rivalités de personnes et trop hésitante encore, n'eut pas le temps d'aborder ces problèmes que Napoléon III, dans son ardent désir de conquérir les sympathies populaires, mit à l'étude dès son arrivée au trône. Un des principaux efforts de son gouvernement porta sur les questions d'habitation et d'assistance ouvrières. Aussi, dès le 22 janvier 1852, un décret impérial ouvrait un crédit de 10 millions destiné à l'amélioration des logements ouvriers. Nous verrons que de ces 10 millions, une grande part devait contribuer à la construction et à la dotation de l'Asile des convalescents.

---

## Création de l'Asile de Vincennes.

La légende veut que l'idée première d'une maison de convalescence à l'usage des blessés du travail, soit venue de l'Impératrice Eugénie. Ce point intéressant de l'histoire de l'Asile est éclairci par la lettre suivante que, très aimablement, M. F. Pietri, secrétaire de l'Impératrice, a bien voulu m'envoyer en réponse à la question que je lui avais posée :

VILLA CYRNOS.
Cap Martin (Alpes-Maritimes).

*17 mai 1907.*

MONSIEUR,

J'ai communiqué à S. M. l'Impératrice la lettre que vous m'avez adressée pour nous faire connaître votre intention de publier une notice relative à la fondation de l'Asile des convalescents de Vincennes. Vous auriez désiré connaître les idées et les particularités qui ont présidé à son origine.

Malgré le désir qu'elle aurait de répondre à cette demande, Sa Majesté regrette de ne pouvoir vous donner aucun renseignement. Ses souvenirs ne le lui permettent pas. La seule chose dont elle est certaine, c'est que l'idée de cette maison appartient à l'Empereur. C'est lui qui l'a créée, dotée et fait vivre.

Ce serait donc bien Napoléon III qui aurait songé le premier à cette fondation ; il était, paraît-il, assez dans ses habitudes de partager avec sa jeune épouse le mérite des initiatives intéressantes qui ont marqué le début du second Empire et on peut croire qu'ainsi s'est établie la croyance qui fait planer l'image de la gracieuse et belle souveraine de 1855, sur les origines de l'Asile.

Cette dernière opinion était d'ailleurs bien accréditée au moment même de la construction de l'Asile. M. Juste Lisch, l'architecte très distingué qui fut, à l'époque, inspecteur de ces travaux, me racontait que l'architecte, M. Laval, avait reçu l'ordre de « bâtir pour trente ans » c'est-à-dire de prévoir des constructions légères et économiques destinées à disparaître au bout de peu d'années. Cet ordre émanait de la commission nommée pour étudier les conditions d'installation de l'Asile, qui, persuadée que c'était là une institution sans utilité et sans avenir et *voulant cependant s'incliner devant la volonté de la nouvelle Impératrice*, croyait faire preuve de sagesse et d'économie en limitant la dépense. Cette commission composée cependant d'hommes éclairés et éminents (1) se trompait doublement ; car non seulement l'œuvre était utile et durable, mais les dépenses d'entretien et de réfection de bâtiments trop sommairement construits ont, dans la suite, grevé lourdement le budget de l'Asile.

---

(1) Commission pour l'établissement des asiles impériaux destinés aux ouvriers convalescents ou mutilés :

MM. Delangle, sénateur, *Président* ;

Barrot, sénateur ;

Baron Paul de Richemont, membre du Corps législatif ;

Seydoux, ancien fabricant ;

Monnin-Japy, doyen des maires de Paris ;

Le Vicomte de Cormenin, conseiller d'Etat ;

Manceaux, conseiller d'État, secrétaire général du Ministre de l'Intérieur ;

Ch. Robert, maître des requêtes ;

Ledagre, ancien président du Tribunal de commerce de la Seine ;

Eck, fondeur en bronze, membre de la Commisson municipale de Paris ;

Davenne, directeur de l'Assistance publique, à Paris ;

Cail, mécanicien ;

Letellier de la Fosse, entrepreneur de maçonnerie

Charrière, fabricant d'instruments de chirurgie.

Quoi qu'il en soit, au mois de mars 1855, le Ministre de l'Intérieur Billault, adressait à l'Empereur un rapport dont nous extrayons les passages suivants :

L'industrie a ses blessés comme la guerre. Le chantier, l'atelier qui, pour l'ouvrier, sont le vrai champ d'honneur, le renvoient bien souvent malade ou mutilé ; l'hospice le reçoit à l'égal du soldat et la caisse de secours mutuels l'aide momentanément à soutenir sa famille. Mais, quand il sort de l'hospice, assez rétabli pour ne pas y rester, trop faible cependant pour reprendre son travail, il traîne sa convalescence dans la misère ; ou bien même, s'il en sort mutilé, pas assez vieux pour avoir conquis par ses économies une pension suffisante sur la caisse de la vieillesse, impuissant cependant désormais pour tout travail qui suffise à le nourrir, il reste condamné au plus affreux dénûment.

Votre Majesté voudrait alors pour lui une sorte d'asile où il pût venir, soit définitivement prendre une retraite accordée à une grave blessure, à la perte d'un membre, soit, en passant, recouvrer toutes ses forces pour mieux rentrer ensuite dans sa vie de travail.

. . . . . . . . . . . . . . . . . . . . . . . . . . . . . . . . . . . . .

Mettre cette nouvelle institution, comme les invalides de la guerre, à la charge du Trésor, n'eut pas été possible ; demander à l'ouvrier, en prévision des accidents qui peuvent l'atteindre, un prélèvement sur son salaire journalier, ce serait faire à l'excellente institution des caisses de secours mutuels une concurrence fâcheuse ; la pratique de cette mesure offrirait d'ailleurs de grandes difficultés de détail, mais la caisse des invalides de la marine s'alimente, pour une forte part, d'un prélèvement fixe sur le prix des marchés qui concernent la flotte et déjà l'on a essayé en faveur des ouvriers blessés, des malades, le prélèvement de un pour cent sur le prix des travaux publics adjugés à des entrepreneurs. Il y a là un principe dont on peut, au profit de l'institution nouvelle, singulièrement féconder l'application.

Facile pour tous les chantiers de travaux concédés au nom de l'État, des départements et des communes, la perception s'étendrait promptement à toutes les grandes usines alimentées par l'industrie privée ; car il n'est pas un seul de nos industriels qui ne s'estimât heureux de pouvoir, en souscrivant un abonnement modéré, assurer ainsi à ses ouvriers leur part éventuelle de ce nouveau bienfait.

La même faculté pourrait être accordée pour leurs membres aux sociétés de secours mutuels.

Comme suite naturelle à son rapport, le Ministre Billault propose à la signature impériale le décret suivant :

<table>
<tr><td>

MINISTÈRE<br>
DE L'INTÉRIEUR

SECRÉTARIAT GÉNÉRAL

4ᵉ Bureau

Enregistré

le       185

Nᵒ

</td><td>

*Paris, le 8 mars 1855.*

NAPOLÉON par la grâce de Dieu et la volonté nationale, EMPEREUR DES FRANÇAIS, à tous présents et à venir, SALUT.

Sur le rapport de notre Ministre, Secrétaire d'État au Département de l'Intérieur,

</td></tr>
</table>

AVONS DÉCRÉTÉ ET DÉCRÉTONS ce qui suit :

### ARTICLE PREMIER

Il sera établi sur le domaine de la Couronne, à Vincennes et au Vésinet (1) deux asiles pour les ouvriers convalescents et qui auraient été mutilés dans le cours de leurs travaux.

### ART. 2

Avant d'y être admis, l'ouvrier devra justifier qu'au moment de la maladie ou de la blessure motivant son admission il travaillait, soit à un chantier de travaux publics soumis au prélèvement établi par l'article 5 du présent décret, soit dans une usine dont le maître a souscrit avec l'Asile un abonnement pour ses ouvriers, ou qu'il appartient à une société de secours mutuels abonnée à l'Asile.

### ART. 3

Une Commission administrative, nommée par nous et présidée par notre Ministre de l'Intérieur, préparera les règlements nécessaires, fixera les conditions de l'admission temporaire ou viagère, déterminera les menus travaux auxquels les pensionnaires pourront être employés, pourvoira à toutes les nécessités de l'administration.

---

(1) L'Asile du Vésinet qui devait être, d'après le rapport du Ministre et les termes de ce décret, un hospice destiné à recevoir définitivement les invalides du travail, a été, par un décret ultérieur en date du 11 août 1859 affecté aux femmes convalescentes. Il était déjà terminé à ce moment et il avait coûté deux millions cinq cent mille francs prélevés sur le crédit de dix millions destiné à l'amélioration des habitations ouvrières.

### Art. 4

Pour l'ouvrier admissible ou aumis à l'Asile et qui désirera rester dans sa famille, l'admission pourra être convertie en une subvention mensuelle ou annuelle, dont le taux sera fixé par la Commission.

### Art. 5

A la dotation de l'Asile sont affectés : 1° un prélèvement de un pour cent sur le montant des travaux publics adjugés dans la ville de Paris et en banlieue ; 2° les abonnements pris par les chefs d'usine et les sociétés de secours mutuels, suivant les conditions réglées par la Commission administrative; les subventions volontaires qui pourront être recueillies par la Commission au profit de l'Établissement.

### Art. 6

Notre Ministre Secrétaire d'État au département de l'Intérieur et notre Ministre d'État sont chargés, chacun en ce qui le concerne, de l'exécution du présent décret.

Fait au Palais des Tuileries, le 8 mars 1855.

Signé : NAPOLÉON.

Par l'Empereur :

*Le Ministre Secrétaire d'État au*
*département de l'Intérieur,*

Signé : Billault.

Pour copie conforme,

*Le Conseiller d'État,*
*Secrétaire général,*

Signé : *illisible.*

Ainsi que je l'ai dit plus haut, un décret impérial du 22 janvier 1852, avait affecté une somme de dix millions à l'amélioration des logements ouvriers. Par une interprétation très large de ce décret et évidemment sous l'influence de la volonté impériale, les ministres compétents estimèrent qu'il était légitime de prélever sur ces 10 millions, la somme nécessaire pour construire l'Asile des convalescents de Vincennes et l'Asile des invalides du travail du Vésinet, soit quatre millions cinq cent mille francs, dont deux millions furent affectés à la construction de l'Asile des convalescents.

Conformément aux indications du décret, on détacha de l'extrémité sud-est du bois de Vincennes, alors domaine de la Couronne, une surface de 16 hectares 55 centiares. Mais dans le courant de l'année 1855, une parcelle de 42 ares 88 centiares fut reprise pour permettre l'agrandissement de la Maison impériale de Charenton. Plus tard, le 2 juin 1862, la ville de Paris concéda à l'Asile une nouvelle parcelle de 2.042 mètres.

Il en résulte que la surface actuelle des terrains occupés par l'Asile est de 16 hectares 73 ares 9 centiares.

Le 14 août 1855 on posait en grande solennité la première pierre de l'Asile dont M. Laval avait dressé les plans.

Dans une boîte en bois de cèdre on enferma cinq pièces de monnaie frappées au millésime de 1855 et à l'effigie de l'Empereur Napoléon III, savoir : une en or de 20 francs, une en or de 10 francs, une en argent de 5 francs, une en argent de 2 francs, une en argent de 1 franc et une médaille commémorative représentant d'un côté Napoléon III et portant au revers cette inscription :

DÉCRET DU 8 MARS 1855

*Asile impérial de Vincennes pour les ouvriers convalescents*

Pose de la première pierre

14 août 1855.

L'an mil huit cent cinquante-cinq, le 14 août, sous le règne de S. M. NAPOLÉON III, Empereur des Français, la première pierre de l'Asile impérial de Vincennes pour les ouvriers convalescents a été posée :

par S. E. M. BILLAULT, Ministre de l'Intérieur, Secrétaire d'État au département de l'Intérieur ;

M. LAVAL, architecte.

La boîte fut enfermée dans une enveloppe en plomb, placée dans une entaille pratiquée dans la pierre et scellée en présence du Ministre.

Le curé de Saint-Maurice prononça les prières et donna la bénédiction.

Deux ans après, on procédait en grande solennité à l'inauguration de l'établissement. Voici le compte rendu de cette cérémonie d'après les documents de l'époque.

Le lundi, 31 août 1857, S. Ex. M. Billault, Ministre de l'Intérieur, a inauguré, au nom de l'Empereur, l'Asile impérial de Vincennes destiné aux ouvriers convalescents.

A midi, S. Ém. Mgr le cardinal Morlot, grand aumônier, archevêque de Paris, s'est rendu processionnellement dans la chapelle de l'Asile, accompagné de M. l'abbé Surat, vicaire général et de M. l'abbé Fournier, curé de Saint-Maurice, assisté du clergé de sa paroisse.

S. Ex. le Ministre de l'Intérieur et les autorités invitées à la cérémonie ont immédiatement pris place dans la chapelle.

Après les prières de l'Église, Mgr l'Archevêque, en quelques paroles touchantes, a appelé les bénédictions du ciel sur l'Asile qui vient d'être fondé, et a rendu un éclatant hommage aux bienfaits que l'Empereur ne cesse de répandre sur la classe ouvrière.

Son Éminence est sortie de la chapelle accompagnée de son clergé pour bénir les bâtiments.

Mgr le Cardinal a entonné ensuite le *Domine salvum* et le *Te Deum* qui ont été chantés par la maîtrise de la chapelle de l'Empereur, dirigée par M. Diesch.

La cérémonie religieuse terminée, S. Ex. le Ministre de l'Intérieur a pris place sur l'estrade dressée au fond de la salle. A sa droite étaient Mgr le Cardinal-Archevêque, M. le Sénateur Préfet de police et M. le Conseiller d'État Secrétaire général du Ministre · de l'Intérieur ; à sa gauche, M. Ferdinand Barrot, sénateur, membre de la Commission des asiles, et M. le général vicomte Beuret, commandant à Vincennes l'artillerie de la 1re division militaire.

Sur l'estrade et derrière Son Excellence, on remarquait MM. Monnin-Japy, maire du VIe arrondissement et doyen des maires de Paris ; Letellier de la Fosse ; Davenne, directeur de l'Assistance publique ; Eck, membre de la Commission des asiles ; MM. Véron et Fouché-Lepelletier, députés au Corps législatif ; MM. Varin et Victor Fouché, membres de la Commission départementale de la Seine ; M. Vée, inspecteur de l'Assistance publique, président de la société de secours mutuels du Ve arrondissement ; plusieurs inspecteurs généraux des services du Ministère de l'Intérieur, entre autres : MM. le baron de Wateville, Lohmeyer, Léon Vidal, Bazennerye, ainsi qu'un grand nombre de magistrats et de hauts fonctionnaires ; enfin, M. Varnier, directeur de l'Asile des convalescents et ancien directeur de l'Institution de Sainte-Périne, et **M.** de Fontanes, directeur de la Maison impériale de santé de Charenton.

Une foule considérable, composée des personnes invitées, d'ouvriers et de contremaîtres, appartenant à tous les corps d'état, des députations de plusieurs sociétés de secours mutuels, et des habitants des communes voisines, remplissait les deux vastes salles attenant à la chapelle.

Au milieu d'un profond silence le Ministre prononça un long discours dans lequel après avoir célébré les mérites du gouvernement de l'Empereur et énuméré les œuvres par lesquelles le souverain et la souveraine avaient marqué leur sollicitude pour les ouvriers, il disait en parlant de l'Œuvre des asiles de convalescence :

Aujourd'hui qu'elle est fondée, il faut en assurer l'existence ; il faut pourvoir pour toute l'année aux besoins quotidiens des cinq cents convalescents qui y seront sans cesse entretenus. Le prélèvement de un pour cent sur tous les travaux publics exécutés dans la ville de Paris et le département de la Seine, les abonnements des sociétés de secours mutuels, ceux des grandes usines dont les chefs, je n'en doute pas, tiendront tous à honneur d'assurer à leurs ouvriers ce bienfait, les dons qui me sont envoyés pour cette fondation éminemment populaire, fourniront de précieuses ressources ; mais à ces produits variables et éventuels, l'Empereur qui veut la solidité de ce qu'il fonde, donnera un appoint assuré et efficace. Sur le crédit de 10 millions affecté à l'encouragement des bâtisses pour logement d'ouvriers, deux millions cinq cent mille francs sont encore disponibles. Sa Majesté m'en a prescrit l'emploi direct et immédiat, et sa volonté est de doter les deux Asiles des loyers produits par ces constructions. Il y a, dans cette décision impériale, à la fois une idée touchante, car ce sera le loyer payé par l'ouvrier valide qui subventionnera le traitement de l'ouvrier convalescent, et un gage de sécurité pour l'avenir de nos deux établissements. La dotation que leur attribue l'Empereur sera d'un revenu immobilier de plus de cent mille francs.

Notre vénérable archevêque a bien voulu appeler sur cette œuvre naissante les bénédictions de Dieu. Je le remercie de sa pieuse prière, à laquelle, du fond du cœur, nous avons joint la nôtre ; je le remercie des bonnes et encourageantes paroles qu'il nous a fait entendre. Je remercie aussi la Commission qui m'entoure du précieux concours qu'elle m'a donné et qu'elle voudra bien continuer de me donner encore. Une médaille commémorative de l'œuvre que nous inaugurons va être distribuée à ceux qui y ont travaillé. Mais ce n'est pas par ce signe, c'est par le bien qui va se faire que cette institution vivra dans le cœur et aussi dans la reconnaissance du peuple.

Ce doit être pour nous, Messieurs, une bonne satisfaction que d'être arrivés à la fin de notre entreprise, d'en contempler le succès et d'avoir la conscience que nous avons fait une chose utile. Nous avons apporté notre grain de sable à un immense et magnifique travail.

Son discours terminé, le Ministre fit appeler M. Laval, l'architecte de l'Établissement et lui remit, au nom de l'Empereur, la croix de le Légion d'honneur. Des médailles commémoratives furent données aux membres de l'agence, à tous les entrepreneurs et à deux maîtres compagnons qui s'étaient particulièrement distingués dans l'exécution des travaux.

Avant de quitter l'Asile M. Billault et le Cardinal-Archevêque de Paris accompagnés de toutes les personnes invitées parcoururent l'Établissement que le public fut admis à visiter pendant tout le reste de cette journée.

Le 28 octobre de la même année un décret classait l'Asile au nombre des établissements généraux de bienfaisance et l'ouvrait ainsi à tous les français sans distinction de lieu de résidence ou de domicile.

Les étrangers devaient d'ailleurs y être ultérieurement admis avec la plus grande libéralité dans une proportion qui a varié, suivant les années, de 5 à 10 pour cent.

La construction de l'Asile coûta : 1.968.428 fr. 45 c. ainsi qu'il résulte du tableau suivant :

TABLEAU II

## Liquidation des travaux exécutés pour la construction de l'Asile Impérial de Vincennes jusqu'à l'inauguration.

| DÉSIGNATION DES ENTREPRISES | TRAVAUX soumissionnés rabais déduit. | TRAVAUX effectués rabais déduit. | BÉNÉFICES sur les prévisions. | PERTES sur les prévisions. |
|---|---|---|---|---|
| | fr. c. | fr. c. | fr. c. | fr. c. |
| Forage du puits..................... | 2.176 49 | 1.788 48 | 388 01 | » |
| Terrasse et maçonnerie............. | 939.810 07 | 928.607 50 | 11.212 57 | » |
| Charpente........................... | 121.100 25 | 120.056 97 | 1.043 28 | » |
| Couverture et plomberie............ | 67.104 43 | 66.081 30 | 1.023 13 | » |
| Menuiserie (travaux de bâtiment)... | 123.639 12 | 125.295 21 | » | 1.656 09 |
| Serrurerie.......................... | 296.749 35 | 278.994 75 | 17.754 60 | » |
| Menuiserie (mobilier)............... | 59.932 96 | 35.964 33 | 23.968 63 | » |
| Peinture et vitrerie................ | 42.278 71 | 41.852 96 | 425 75 | » |
| Pavage et macadamisage............. | 59.846 36 | 58.849 39 | 996 97 | » |
| Asphalte............................ | 39.887 32 | 38.453 33 | 1.433 99 | » |
| Chauffage et fumisterie............ | 54.112 39 | 51.699 05 | 2.413 34 | » |
| Élévation et distribution des eaux, etc. | 119.709 07 | 115.792 36 | 3.916 71 | » |
| Canalisation du gaz................ | 51.052 30 | 44.950 92 | 6.101 38 | » |
| Sculpture........................... | 11.464 00 | 10.893 17 | 570 83 | » |
| Jardinage et plantations........... | 38.184 13 | 42.283 72 | » | 4.099 59 |
| Silicatisation..................... | 3.005 89 | 1.659 79 | 1.346 10 | » |
| Stuc............................... | 2.530 00 | 2.281 60 | 248 40 | » |
| Peinture d'ornement................ | 605 00 | 527 75 | 77 25 | » |
| Horlogerie......................... | 1.540 00 | 1.388 80 | 151 20 | » |
| Fauchage des gazons............... | 1.188 00 | 1.017 07 | 170 93 | » |
| TOTAUX............... | 2.035.915 84 | 1.968.428 45 | 73.243 07 | 5.755 68 |

Différence en plus........................................ 73.243 07  }
Différence en moins...................................... 5.755 68  } 67.487 39

Montant des travaux effectués........................................... 1.968.428 45

Total égal aux travaux soumissionnés ........................ 2.035.915 84

*M. Laval, architecte, reçut comme honoraires une somme à forfait de 35.000 francs.*

Mais peu après l'ouverture, on dut réaliser un certain nombre d'améliorations qui coûtèrent ainsi qu'il résulte du tableau ci-dessous; 96.330 fr. 40 c.

## TABLEAU III

### Liquidation des travaux exécutés
### à l'Asile Impérial de Vincennes jusqu'au 1er janvier 1860.

| DÉSIGNATION DES ENTREPRISES | TRAVAUX | | BÉNÉFICE | PERTE |
|---|---|---|---|---|
| | AUTORISÉS | EFFECTUÉS | | |
| | fr. c. | fr. c. | fr. c. | fr. c. |
| Terrasse et maçonnerie............ | 40 922 74 | 31.496 03 | 9.426 71 | |
| Charpente..................... | 5.373 32 | 4.942 09 | 431 23 | |
| Couverture et plomberie.......... | 3.849 30 | 4.018 94 | » | 169 64 |
| Menuiserie.................... | 13.469 25 | 12.617 56 | 851 69 | |
| Serrurerie.................... | 6.118 35 | 5.358 15 | 760.20 | |
| Peinture et vitrerie.............. | 4.673 04 | 6.010 93 | » | 1.337 89 |
| Pavage et macadamisage.......... | 10.234 42 | 9.388 89 | 845 53 | |
| Asphalte..................... | 4.195 78 | 871 97 | 3.323 81 | |
| Fumisterie et calorifères.......... | 11.219 20 | 6.652 28 | 7.566 92 | |
| Distribution d'eau et appareils....... | 10.581 71 | 9.495 59 | 1.086 12 | |
| Treillages.................... | 1.188 13 | 913 00 | 275 13 | |
| Tapisserie.................... | 1.966 80 | 1.953 00 | 13 80 | |
| Clôture du champ d'étendage....... | 740 00 | 740 00 | » | |
| Four système Rolland............. | 1.600 00 | 1.620 00 | » | 20 00 |
| Marbrerie.................... | » | 251 97 | » | 251 97 |
| TOTAUX.............. | 119.132 04 | 96.330 40 | 24.581 14 | 1.779 50 |

Différence en plus........................... 24.581 14 ⎫
Différence en moins......................... 1.779 50 ⎬ 22.801 64
Montant des travaux effectués....................... 96.330 40

TOTAL égal aux travaux autorisés..................... 110.132 04

En résumé le montant des travaux jusqu'à l'inauguration de l'Asile s'élévant à 1.968.428 45
Et le montant des travaux depuis l'inauguration jusqu'au 1er janvier 1860 étant de 96.330 40

Le TOTAL GÉNÉRAL des travaux se trouva de.................... 2.064.758 85

La Commission consultative fut instituée par le décret suivant :

Le Ministre de l'Intérieur,

Vu l'article 11 du règlement général de l'Asile impérial de Vincennes ;
Sur la proposition du Conseiller d'État secrétaire général,

Arrête :

Article premier

Le nombre des membres de la Commission consultative de l'Asile impérial de Vincennes est fixé à sept.

Art. 2

.. Cette Commission sera renouvelée dans l'espace de cinq ans, par la sortie d'un membre à la fin de chacune des trois premières années, et de deux membres, à la fin de chacune des deux dernières.

Art. 3

Sont nommés membres de la Commission :

MM. Ferdinand Barrot, sénateur ;

Le baron Paul de Richemond, député au Corps législatif ;

Vée, inspecteur des services de l'administration générale de l'Assistance publique ;

Eck, fondeur en bronze, membre du Conseil municipal de la ville de Paris ;

Charles Robert, maître des requêtes au Conseil d'État ;

Morisot, conseiller référendaire à la Cour des Comptes, ancien préfet ;

Jansse, avocat à la Cour impériale de Paris.

M. Ferdinand Barrot remplira les fonctions de *Président*.

Art. 4

. Pour le premier renouvellement, la voie du sort déterminera l'ordre des sorties.

Paris, le 15 décembre 1857.

Signé : BILLAULT.

Pour copie conforme :

*Le Conseiller d'État secrétaire général,*

Signé : Manceaux.

La Commission tint sa première réunion le lundi 4 janvier 1858.

L'Asile fut donc ouvert; mais, dès le début, on constata que si le recrutement de ses pensionnaires devait s'effectuer suivant les conditions prévues, c'est-à-dire être limité aux malades et blessés venant des chantiers publics, des ateliers abonnés et des sociétés de secours mutuels, il resterait à peu près vide ; aussi fit-on rapidement appel aux convalescents des hôpitaux de Paris. En fait, si on examine le tableau VIII qui résume les entrées pendant les cinquante premières années du fonctionnement de l'Établissement, on peut se convaincre que l'Asile est devenu dès 1858, et qu'il est resté la Maison de convalescence générale des hôpitaux de Paris.

L'Assistance publique devait d'ailleurs, par une convention spéciale, payer un forfait de 15 francs par convalescent sur les fonds du legs Montyon ; mais ce legs, dont nous avons déjà parlé, ne pouvant être attribué, de par la volonté du testateur, qu'aux malades domiciliés dans l'enceinte de Paris (limité en 1857 à douze arrondissements), il s'en suivait que l'Asile devait traiter gratuitement tous les pensionnaires domiciliés dans la banlieue, c'est-à-dire plus du tiers des entrants. La Direction de l'Asile protesta vivement ; mais sa protestation n'eut pour conséquence que la conclusion d'une convention (1er novembre 1861) d'après laquelle moyennant un versement annuel de 75.000 francs, les Asiles de Vincennes et du Vésinet, s'engageaient à recevoir un nombre indéterminé de convalescents et de convalescentes. L'Assistance publique fit ainsi une excellente affaire ; car si l'on considère qu'en 44 ans (de 1862 à 1906) il est passé à l'Asile 370.887 convalescents venant des hôpitaux, en revanche l'Établissement n'a reçu que 1.650.000 francs (44 $\times$ 37.500 francs, moitié de la somme versée par l'Assistance publique, l'autre moitié étant perçue par l'Asile du Vésinet). Ce qui met le séjour d'un convalescent à 4 fr. 45. La moyenne générale de séjour étant de 17 jours, le prix de journée payé par l'Assistance publique à l'Asile est donc de 0 fr. 261 !!

L'expérience apprit également qu'il ne fallait compter pour les recettes de l'Asile, ni sur les dons qui disparurent dès le 4e ou 5e budget, ni sur les abonnements des patrons et des sociétés de secours mutuels qui furent toujours minimes. Seule la retenue de un pour cent opérée sur le montant des travaux publics vient sérieusement alimenter la caisse de l'Asile.

## Immeubles de Paris.

Le Ministre Billault, dans le discours prononcé lors de l'inauguration de l'Asile, avait fait pressentir que le produit de la location de logements économiques qui devaient être construits au moyen d'un nouveau prélèvement sur le crédit de 10 millions, viendrait augmenter la dotation de l'Établissement. En effet, le 22 mars 1858, l'Empereur donnait à l'Asile 10.720 mètres carrés de terrains faisant partie de son domaine privé et situés boulevard Mazas. Par un acte passé le 25 mars devant M<sup>es</sup> Mocquard et Lefebvre, notaires à Paris, il confirmait ce don qui fut l'objet d'un décret d'acceptation au nom de l'Asile, en date du 6 juin 1858.

Enfin, au mois de septembre suivant, fut promulgué le décret ci-dessous :

MINISTÈRE
DE L'INTÉRIEUR
ET DE
LA SURETÉ GÉNÉRALE

Enregistré
le 27 septembre 1858.
N° 2.333.

*Biarritz, le 28 septembre 1858.*

NAPOLÉON par la grâce de Dieu et la volonté nationale, EMPEREUR DES FRANÇAIS, à tous présents et à venir, SALUT.

Vu les décrets des 22 janvier et 27 mars 1852 ;

Vu le décret du 8 mars 1855, qui a prescrit la création sur le domaine de la Couronne à Vincennes, d'un asile pour les ouvriers convalescents ;

Vu le décret du 28 octobre 1857 qui a classé l'Asile impérial de Vincennes au nombre des établissements généraux de bienfaisance ;

Vu le décret du 22 mars 1858, qui a affecté à la dotation de cet établissement 10.300 mètres environ de terrains situés à Paris, sur le boulevard Mazas et faisant partie de notre domaine privé ;

Vu l'acte passé le 25 mars suivant devant M<sup>es</sup> Mocquard et Lefebvre, notaires à Paris, dans lequel a comparu S. Ex. M. Achille Fould, Ministre d'État et de notre Maison impériale, agissant en cette qualité, au nom de notre domaine privé ;

Vu l'acte reçu par les mêmes notaires le 28 juin suivant, dans lequel a comparu S. Ex. M. Delangle, Ministre de l'Intérieur, agissant au nom de l'Asile Impérial de Vincennes, en vertu de l'autorisation qui lui a été conférée à cet effet par notre décret du 6 juin dernier ;

Sur le rapport de notre Ministre, Secrétaire d'État au département de l'Intérieur, et de l'avis de notre Ministre, Secrétaire d'État au département des Finances,

Avons décrété et décrétons ce qui suit :

### ARTICLE PREMIER

Il est accordé à l'Asile impérial de Vincennes destiné aux ouvriers convalescents, une subvention de deux millions de francs pour la construction de maisons à Paris, sur le boulevard Mazas, qui seront affectées au logement de petits ménages et d'ouvriers.

### ART. 2

Les plans et devis de ces maisons seront soumis à l'approbation de notre Ministre de l'Intérieur et les travaux seront exécutés sous sa surveillance.

Les tarifs de location des logements seront approuvés par notre Ministre de l'Intérieur.

### ART. 3

Une somme de deux millions est mise à la disposition du Ministre de l'Intérieur, pour subvenir au paiement de la dépense mentionnée en l'article premier et la dite somme sera prélevée sur le crédit de dix millions ouvert par le décret du 22 janvier 1852 pour l'amélioration des logements d'ouvriers.

### ART. 4

Notre Ministre Secrétaire d'État au département de l'Intérieur et notre Ministre Secrétaire d'État au département des Finances sont chargés, chacun en ce qui le concerne, de l'exécution du présent décret.

Fait à Biarritz, le 23 septembre 1858.

Signé : NAPOLÉON.

Par l'Empereur :

*Le Ministre Secrétaire d'État au département*
*des Finances,*

Signé : P. MAGNE.

*Le Ministre Secrétaire d'État au département*
*de l'Intérieur,*

Signé : DELANGLE.

Pour ampliation :

*Le Secrétaire général du Ministère*
*de l'Intérieur,*

Signé : *illisible.*

Collationné :

*Le Chef du bureau du Secrétariat,*

Signé : *illisible.*

La construction des *Maisons de l'Empereur*, ainsi qu'on les désignait vulgairement, fut dirigée par M. Godebeuf, architecte du Ministère et surveillée par la préfecture de la Seine. Elles furent mises en location au mois d'octobre 1864. Elles avaient coûté 1.798.687 francs.

Les locataires ne se présentèrent pas d'abord en grand nombre, car le quartier était alors dépourvu de moyens de communication et éloigné du centre des affaires ; mais le prix annuel de location (depuis 100 francs pour une chambre jusqu'à 500 francs pour les plus grands logements) était assez bas pour que les ouvriers et les petits employés trouvent avantage à venir s'y installer, malgré ces inconvénients.

Ces prix furent maintenus jusqu'au moment où l'Asile cessa d'administrer directement ses immeubles. Lorsqu'en 1881 on jugea cette régie peu avantageuse et lorsque, à la suite d'une adjudication, la société Le Boucher et Grosclaude fut déclarée locataire principale pour la somme annuelle de 106.000 francs, cette société s'empressa d'augmenter les loyers, aucune clause du cahier des charges ne limitant ses droits à cet égard. A mesure que le quartier prenait de l'importance et que se développaient les moyens de transports économiques, les loyers ont été successivement élevés et aujourd'hui les prix varient de 170 francs pour une chambre à 900 francs pour les appartements les plus importants.

Néanmoins, il est à croire que ces prix sont encore inférieurs à ceux des logements similaires du quartier, car il n'y a presque jamais de locaux vacants et les locataires se présentent toujours en très grand nombre.

Il serait cependant difficile de conclure que le caractère philanthropique de l'œuvre, en tant qu'habitations à bon marché, ait été rigoureusement conservé et il est à désirer qu'à la fin de la location actuelle, cette question vienne préoccuper ceux qui auront la charge des intérêts et de la tradition de l'Asile.

La location principale Le Boucher Grosclaude fut prononcée par une adjudication publique le jeudi 7 avril 1881, conformément aux conditions d'un cahier des charges qui avait été approuvé par le Ministre le 17 mars et moyennant un loyer actuel de 106.000 francs. Elle devait se terminer le 1er avril 1899, mais par une convention en date du 11 janvier 1883, la durée du bail était prolongée de 25 années, soit jusqu'au 1er avril 1924. La clause principale de

cette prorogation consistait dans la construction par la société fer-
miére, de 9 maisons sur des terrains libres dépendant des immeubles
loués ; les 9 maisons devant revenir à l'Asile à l'expiration du
bail en 1924. Quatre de ces maisons seulement sont actuellement
bâties. La location principale a donné lieu à de nombreuses difficultés qui, contrairement aux prévisions, ont entraîné et entraî-
neront encore des réductions importantes du revenu net de ces
immeubles.

Toutefois (voir le Tableau VI) ce procédé d'exploitation semble
préférable à la régiedirecte. Celle-ci n'aurait de raison d'être que
si l'on voulait ( et la question est intéressante ), rendre aux
immeubles leur destination primitive, c'est-à-dire, en faire réellement des habitations à bon marché.

Une certaine surface de terrains indépendante des maisons et
située rue Rondelet et rue Chaligny a été affermée par des baux
spéciaux. Le produit vient s'ajouter à celui des maisons. Enfin
une parcelle de terrain rue Rondelet a été vendue.

## TABLEAU IV

### État indiquant l'emplacement, la surface bâtie, la surface libre et la surface totale des immeubles de l'Asile National des Convalescents, situés à Paris.

| NUMÉROS D'ORD'B | EMPLACEMENT DES IMMEUBLES | SURFACE BATIE | SURFACE LIBRE | SURFACE TOTALE | OBSERVATIONS |
|---|---|---|---|---|---|
| | | m. c. | m. c. | m. c. | |
| 1 | Boulevard Diderot........ N° 66 | 203 44 | (1) 547 53 | 750 97 | (1) Construite en partie. |
| 2 | — ....... — 68 | 209 84 | (1) 447 99 | 657 83 | |
| 3 | — ....... — 70 | 157 50 | (1) 407 17 | 564 67 | |
| 4 | Rue Crozatier.......... — 25 | 175 68 | 34 32 | 210 00 | |
| 5 | — .......... — 23 | 165 89 | 152 11 | 318 00 | |
| 6 | Rue Chaligny. ......... — 20 | 223 06 | 140 34 | 363 40 | |
| 7 | Boulevard Diderot...... — 92 | 201 77 | (1) 627 02 | 828 79 | |
| 8 | — ....... — 91 | 200 84 | 613 96 | 823 80 | |
| 9 | — ....... — 96 | 209 84 | 576 09 | 785 93 | |
| 10 | Rue Rondelet........... — 11 | 196 80 | 47 14 | 243 94 | |
| 11 | — .......... — 9 | 227 34 | 93 81 | 321 15 | |
| 12 | — .......... — 7 | 240 37 | 162 08 | 402 45 | |
| 13 | — .......... — 6 | 214 85 | 231 40 | 446 25 | |
| 14 | — .......... — 8 | 157 50 | 203 27 | 360 77 | |
| 15 | — .......... — 10 | 355 15 | 69 02 | 424 17 | |
| 16 | Boulevard Diderot...... — 102 | | | | |
| 17 | Rue Rondelet.......... — 4 | 367 00 | 318 72 | 685 72 | Nota. — Une parcelle de terrain située rue Rondelet a été aliénée. |
| 18 | Terrains prés.......... — 6 | » | 1.339 36 | 1.339 36 | |
| | TOTAL.............. | 3.515 87 | 6.011 33 | 9.527 20 | |

## TABLEAU V

# IMMEUBLES DIDEROT *(ancien boulevard Mazas)*
# ET RUES VOISINES

| ANNÉES | MONTANT des LOCATIONS | DÉPENSES | REVENU NET |
|---|---|---|---|
| | fr. c. | fr. c. | fr. c. |
| 1859 | 15.893 50 | » | 15.893 50 |
| 1860 | 77.423 75 | 20.742 51 | 56.681 24 |
| 1861 | 90.925 30 | 26.021 42 | 64.903 88 |
| 1862 | 90.082 62 | 28.366 03 | 61.716 59 |
| 1863 | 92.729 25 | 34.388 66 | 58.340 59 |
| 1864 | 96.496 50 | 31.527 31 | 64.969 19 |
| 1865 | 100.751 41 | 46.439 27 | 64.312 14 |
| 1866 | 107.146 94 | 45.613 46 | 61.533 48 |
| 1867 | 107.770 20 | 37.403 08 | 70.367 12 |
| 1868 | 111.039 82 | 45.944 29 | 65.095 53 |
| 1869 | 110.205 09 | 52.983 73 | 57.221 36 |
| 1870 | 64.000 69 | 31.064 48 | 32.936 21 |
| 1871 | 75.213 00 | 36.200 64 | 39.012 36 |
| 1872 | (1) 105.068 75 | 43.516 35 | 61.552 40 |
| 1873 | 108.126 25 | 47.335 84 | 60.790 41 |
| 1874 | 106.393 25 | 47.069 82 | 59.323 43 |
| 1875 | 107.373 85 | 48.498 16 | 58.875 69 |
| 1876 | 108.762 39 | 37.637 05 | 71.125 34 |
| 1877 | 109.840 80 | 46.635 82 | 63.204 98 |
| 1878 | 113.486 55 | 54.738 22 | 58.748 33 |
| 1879 | 114.770 54 | 58.595 17 | 56.175 37 |
| 1880 | 121.292 37 | 50.690 41 | 70.601 96 |

(1) Loyers...................................................... 87.312 75
Guerre : indemnité................................... 17.756 00

TOTAL.......................... 105.068 75

| ANNÉES | MONTANT des LOCATIONS | DÉPENSES | REVENU NET |
|---|---|---|---|
|  | fr. c. | fr. c. | fr. c. |
| 1881 .......................... | 115.203 36 | 41.845 20 | 73.358 16 |
| 1882 .......................... | 106.000 00 | 4.350 13 | 101.649 87 |
| 1883 ....... ............. | 114.119 10 | 44.473 28 | 69.645 82 |
| 1884 .......................... | 120.421 00 | 42.981 20 | 77.439 80 |
| 1885 .......................... | 118.395 75 | 1.977 09 | 116.418 66 |
| 1886 .......................... | 67.421 00 | 2.120 75 | 65.300 25 |
| 1887 .......................... | 93.807 82 | 2.993 16 - | 90.814 66 |
| 1888 .......................... | 101.831 75 | 6.499 96 | 95.331 79 |
| 1889 ......................... .... | 116.888 25 | 3.943 09 | 112.945 16 |
| 1890 .......................... | 118.970 25 | 2.984 68 | 115.985 57 |
| 1891 .......................... | 135.563 00 | 5.345 32 | 130.217 68 |
| 1892 .......................... | 118.750 00 | 2.691 83 | 116.058 17 |
| 1893 .......................... | 107.030 00 | 2.234 75 | 104.795 25 |
| 1894 .......................... | 113.845 00 | 4.950 98 | 108.894 02 |
| 1895 .......................... | 114.197 50 | 2.392 78 | 111.804 72 |
| 1896 .......................... | 114.969 00 | 5.179 43 | 109.789 57 |
| 1897 .......................... | 112.220 00 | 2.632 15 | 109.587 85 |
| 1898 .......................... | 109.860 00 | 13.749 27 | 96.110 73 |
| 1899 .......................... | 109.862 50 | 7.515 21 | 102.347 29 |
| 1900 .......................... | 127.746 25 | 2.565 55 | 125.180 70 |
| 1901 .......................... | 112.538 70 | 2.295 35 | 110.243 35 |
| 1902 .......................... | 112.225 00 | 2.461 99 | 109.763 01 |
| 1903 .......................... | 105.725 00 | 1.488 40 | 104.236 60 |
| 1904 .......................... | 112.225 00 | 443 49 | 111.781 51 |
| 1905 .......................... | 99.225 00 | 388 25 | 98.836 75 |
| 1906 .......................... | 112.225 00 | 5.447 27 | 106.777 73 |

## Maison des célibataires.

Lorsque les 16 maisons furent terminées et les dépenses liquidées, on constata que sur les deux millions accordés, il restait une somme disponible de 201.312 francs.

Le 16 janvier 1861, un rapport de M. Thuillier, conseiller d'État, directeur de l'Administration départementale et communale, approuvé par M. de Persigny, Ministre de l'Intérieur, faisait observer que si les ouvriers mariés et possédant des meubles, bénéficiaient des avantages des nouvelles constructions, en revanche on n'avait rien fait pour les célibataires qui sont obligés de loger dans des chambres meublées.

M. Thuillier ajoutait :

Le projet que je soumets à Votre Excellence ne peut avoir un caractère de spéculation. La construction serait faite par le Ministère de l'Intérieur, et au profit d'un établissement général de bienfaisance qui est lui-même exclusivement affecté à recevoir des ouvriers.

J'ai l'honneur de vous proposer, M. le Ministre, de charger M. Godebeuf, architecte du Ministère, qui a visité les logements d'ouvriers à Londres, et qui a fait déjà avec succès les constructions du boulevard Mazas, d'étudier et de préparer les plans et les devis d'une maison garnie pour les ouvriers célibataires. Cette habitation serait faite pour cent personnes au plus. Elle comprendrait un restaurant et une chambre commune pour les réunions du soir et des jours fériés. Elle devra présenter de bonnes conditions d'aération, de salubrité et de commodité. La dépense serait limitée à la somme de deux cent mille francs.

La cité serait construite également sur le boulevard Mazas, à proximité du chemin de fer de Lyon, sur un terrain appartenant à l'Asile impérial de Vincennes. Elle ferait partie de la dotation immobilière de cet établissement ; l'exploitation pourrait avoir lieu par l'entremise d'un locataire principal. Les prix de location seraient fixés d'après un tarif réduit et l'autorité exercerait, toutefois avec une grande réserve, une surveillance dans l'intérêt du maintien du bon ordre et de la propreté.

Par une décision ministérielle du 23 janvier 1861, la construction avec le reliquat de 201.312 francs d'une maison meublée destinée à recevoir des célibataires moyennant un faible loyer fixé d'abord uniformément à neuf francs par quinzaine, puis après quelques tâtonnements à 5, 6, 7, et 8 francs par quinzaine, suivant l'étage. Ces prix sont encore les mêmes aujourd'hui. Ce ne sont, ainsi que le disait le directeur de l'Asile dans son discours d'inauguration, ni des prix de spéculation, ni des prix d'aumône.

La maison située 4, rue Rondelet, fut ouverte le 16 août 1866. Elle comprenait 88 chambres, une salle de réunion et salles de restaurant au rez-de-chaussée. Le restaurant ne fut jamais ouvert. Les salles de réunion n'étant pas fréquentées par les pensionnaires, on transforma le tout en magasins pour augmenter le revenu de la maison. La location de ces boutiques rapportait en moyenne 1.400 francs par an. A leur tour elles disparurent, en 1904, pour faire place aux services de l'Annexe de l'Asile, lorsque ceux-ci furent transférés du n° 32 de la rue de Charenton, à la rue Rondelet.

Le rendement de la Maison des célibataires a beaucoup varié, ainsi que l'on pourrait en juger d'après le tableau VI. Sous l'Empire elle n'était pas sans inspirer quelque méfiance aux ouvriers parisiens qui craignaient de s'y voir surveillés par la police impériale. Cette fâcheuse réputation lui aurait valu d'être aussi tenue en suspicion, après 1870, par la population ouvrière parisienne. Peut-être ce prétexte fut-il habilement exploité pour laisser envahir cette *Maison nationale* par des étrangers qui sans doute plus généreux envers les serviteurs que les français, se virent mieux accueillis que ces derniers. Aussi en 1900 plus des trois quarts des locataires étaient-ils étrangers. Une décision ministérielle vint heureusement mettre un terme à cette extraordinaire situation, en réservant la Maison des célibataires aux seuls français. Le renouvellement du personnel, la mise en état de propreté des chambres et du matériel suffirent à dissiper la prétendue néfaste réputation et aujourd'hui il est rare qu'une des chambres reste inoccupée et le revenu reste généralement supérieur à ce qu'il était autrefois, malgré la perte de loyer résultant de l'affectation des boutiques du rez-de-chaussée au service de l'Annexe. (Tableau VI.)

TABLEAU VI

# MAISON DES CÉLIBATAIRES

| ANNÉES | MONTANT des LOCATIONS | DÉPENSES | REVENU NET | ANNÉES | MONTANT des LOCATIONS | DÉPENSES | REVENU NET |
|---|---|---|---|---|---|---|---|
| | fr. c. | fr. c. | fr. c. | | fr. c. | fr. c. | fr. c. |
| 1866 | » | 31.196 11 | » | 1888 | 6.120 00 | (4) 14.994 70 | (2) 8.874 70 |
| 1867 | 10.276 00 | 5.849 03 | 4.426 97 | 1889 | 12.357 00 | 4.227 18 | 8.129 82 |
| 1868 | 7.616 85 | 7.335 08 | 281 77 | 1890 | 12.329 00 | 4.983 51 | 7.345 49 |
| 1869 | 8.601 00 | 6.130 43 | 2 470 57 | 1891 | 11.643 00 | 8.223 05 | 3.419 95 |
| 1870 | 6.347 00 | 5.869 40 | 477 60 | 1892 | 10.230 00 | 7.986 50 | 2.243 50 |
| 1871 | 3.701 00 | 6.470 72 | (2) 2.769 72 | 1893 | 10.571 50 | 6.271 50 | 4.300 00 |
| 1872 | 8.412 00 | 7.911 02 | 500 98 | 1894 | 10.104 00 | 5.015 80 | 5.088 20 |
| 1873 | 9.493 50 | 8.529 07 | 964 43 | 1895 | 9.500 50 | 5.671 95 | 3.828 55 |
| 1874 | 7.491 00 | 9.322 31 | (2) 1.831 31 | 1896 | 10.636 00 | 5.180 57 | 5.455 43 |
| 1875 | 10.333 00 | 9.073 88 | 1.259 12 | 1897 | 14.341 25 | 6.661 44 | 7.679 81 |
| 1876 | 11.415 00 | 9.971 31 | 1.443 69 | 1898 | 14.989 50 | 7.290 33 | 7.699 17 |
| 1877 | 10.696 50 | 10.937 99 | (2) 241 49 | 1899 | 15.385 50 | 6.170 25 | 9.215 25 |
| 1878 | 11.742 00 | 8.236 76 | 3.505 24 | 1900 | 15.521 25 | 6.215 76 | 9.305 49 |
| 1879 | 11.886 00 | 7.998 84 | 3.887 16 | 1901 | (3) 12.861 00 | 6.316 65 | 6.544 35 |
| 1880 | 13.874 46 | 8.359 05 | 5.515 41 | 1902 | 12.695 00 | 6.823 34 | 5.871 66 |
| 1881 | 12.723 00 | 6.408 59 | 6.314 41 | 1903 | 12.897 00 | 6.735 59 | 6.161 41 |
| 1882 | 14.376 05 | 7.503 64 | 6.872 41 | 1904 | 13.180 00 | 6.732 91 | 6.447 09 |
| 1883 | (1) 8.223 24 | 8.276 04 | (2) 52 80 | 1905 | 13.654 50 | (5) 9.299 02 | 4.355 48 |
| 1884 | (1) 2.613 60 | » | 2.613 60 | 1906 | 14.634 00 | (6) 9.278 98 | 5.355 02 |

(1) Vente de mobilier.
(2) Dépenses en plus.
(3) Suppression des boutiques.
(4) Achat de mobilier.
(5) Travaux: cheminées, peinture, ravalement.
(6) Travaux: couverture.

### Annexe de l'Asile.

Le 3 janvier 1885, M. Rousseau, directeur du Secrétariat et de la Comptabilité au Ministère de l'Intérieur adressait à M. Waldeck-Rousseau, Ministre de ce département un rapport dont nous donnons les extraits suivants :

L'établissement à instituer et les motifs qui le rendent non moins désirable qu'opportun se trouvent exposés dans une note détaillée que M. le D<sup>r</sup> Du Mesnil a bien voulu rédiger à la suite d'entretiens que j'ai eus avec lui en vue de la réalisation de ce projet philanthropique. Je ne puis mieux faire, Monsieur le Ministre, que de placer sous vos yeux les principaux passages de cette note, à laquelle l'expérience des faits que son auteur a acquise, en sa qualité de médecin de l'Asile national de Vincennes, donne une autorité toute particulière :

« La convalescence terminée, dit M. le docteur Du Mesnil, les malades ou blessés quittent l'Asile de Vincennes, le matin à onze heures après déjeuner, et sont déposés par les voitures de l'administration de l'Asile sur la place de la Bastille, où, chaque jour, la population assiste à ce débarquement qui n'est pas sans présenter un aspect assez attristant.

« Les hommes s'éparpillent de là dans leurs quartiers respectifs et alors commence pour eux une série de difficultés dont nous allons parler.

« Un très grand nombre de ces ouvriers sont des journaliers, c'est-à-dire des ouvriers sans profession déterminée, travaillant ici et là, à toutes choses, et s'embauchant sur un point ou sur un autre sur l'indication de connaissances, d'amis, etc. . . . . . . . . . . . . . . . . . . .

« Les convalescents dont nous parlons sont donc obligés, dans la première demi-journée qui suit leur sortie de l'Asile de se procurer du travail et un gîte. C'est là un problème presque impossible à résoudre pour tous, mais surtout, pour les vieillards qui ne peuvent plus s'embaucher facilement.

« Nous estimons qu'il serait facile à l'administration d'améliorer cette situation, sans grands frais, par la fondation d'une œuvre utile.

« Il suffirait, suivant nous, de louer un immeuble dans un quartier voisin de la Bastille. On y installerait, après un aménagement et un ameublement très sommaires, de quarante à cinquante lits. Ces lits seraient mis, pendant un jour et demi et deux nuits, à la disposition de tout convalescent de l'Asile qui, sortant de l'établissement, serait sans ressources et sans abri. Pendant ce temps, il chercherait du travail. Le régime alimentaire y serait des moins onéreux ; le repas du soir, le jour de l'arrivée, se composerait d'une soupe et d'un morceau de pain ; le repas du matin, d'une soupe et d'un morceau de pain et de 25 centilitres de vin. Cette maison de secours, annexe de l'Asile de Vincennes, serait gérée par un agent de l'administration qui aurait, en outre, pour mission de se mettre en rapport avec les maires des arrondissements industriels du voisinage (XIe, XIIe, XXe), tous trois très dévoués, ainsi qu'avec les principaux fabricants du voisinage, dans le but de procurer du travail aux individus reçus dans l'établissement. Ajoutons qu'il serait vraisemblablement facile de s'entendre avec le service de la voierie, qui, pour le nettoiement des rues, emploie quotidiennement trois mille individus des deux sexes, afin que ce service utilisât un certain nombre de ces sortants.

« Les voitures de l'Asile de Vincennes descendraient les hommes au devant de cette maison de secours annexe de cet asile, et non sur la place de la Bastille.

« Le séjour dans cette maison de secours ne serait accordé que deux fois par an et au maximum pendant quarante-huit heures, chaque fois au même individu.

« Avec une somme relativement minime on réaliserait facilement une fondation qui rendrait les plus grands services .»

D'après l'exposé qui précède, il s'agirait, Monsieur le Ministre, de créer une sorte d'asile temporaire où le convalescent qui sortirait, sans pécule et sans abri, de l'Asile national de Vincennes, viendrait faire une halte entre la sortie de cet établissement et la reprise du travail qui doit lui assurer l'existence. Les quelques semaines de repos, de bien-être dont l'ouvrier a joui pendant son séjour à Vincennes, lui ont rendu les forces et le courage ; mais, comme l'expose M. le docteur Du Mesnil, souvent il ne sait où aller lorsque les portes de cet asile hospitalier se referment derrière lui.

Par la nouvelle institution qui serait créée dans le présent ordre d'idées, on ne se contenterait pas de lui donner une assistance matérielle momentanée, on se préoccuperait de lui assurer des moyens de travail. A ce point de vue spécial, des relations s'établiraient avec de grands industriels, des offres et demandes s'échangeraient entre eux et l'administration du nouvel établissement.

C'est ainsi, Monsieur le Ministre, qu'aux secours en argent, actuellement remis par l'administration de l'Asile de Vincennes aux convalescents qui le quittent dénués de ressources, serait substituée une assistance réellement efficace. On ménagerait par là même leur susceptibilité et leurs délicatesses : l'une des plus respectables est la répugnance qu'éprouve le travailleur, dont la main est habituée à ne s'ouvrir qu'au salaire, à la tendre au secours.

Quant à l'installation de cette annexe de l'Asile national, il paraît convenir de l'adjoindre à un grand établissement charitable déjà existant, cette combinaison devant offrir les meilleures conditions d'organisation aussi bien que d'économie... :.............................................

Comme conclusion de ce rapport, M. Waldeck-Rousseau décida qu'une construction serait élevée sur les dépendances de l'Hospice national des Quinze-Vingts et louée à l'Asile des convalescents pour y loger et y nourrir pendant deux jours et demi les pensionnaires sortant de l'Asile, sans gîte et sans ressources. Le bureau du surveillant devint un vrai bureau de placement dans lequel les patrons avisés de la nouvelle organisation, vinrent chercher des travailleurs. Il y eut d'abord de nombreuses entrées et de fréquents placements (voir le tableau VIII).

Malheureusement, bien que l'idée de l'Annexe semble devoir être attribuée au D<sup>r</sup> Du Mesnil, médecin de l'Asile, qui aurait dû bien connaître et les origines diverses et les besoins des convalescents, cette organisation ne comblait, au moins en partie, qu'une lacune plus apparente que réelle.

En effet les convalescents sortants de l'Asile peuvent être divisés en deux grandes catégories au point de vue de l'aptitude au travail.

La première catégorie comprend les ouvriers sérieux, atteints d'une maladie ou d'une blessure accidentelle; ceux-là, dès que leur rétablissement est complet, sont sûrs de trouver, d'abord du travail chez leur ancien patron ou ailleurs, et ensuite du crédit chez leur propriétaire ou leurs fournisseurs.

La deuxième catégorie réunit tous les déchets physiques, moraux et sociaux, tous les malheureux atteints de tares permanentes, maladies chroniques, estropiés de toute nature, dégénérés, alcooliques, condamnés de droit commun, etc., qui ne disposent d'aucun crédit, auxquels sont fermés les ateliers ordinaires, et qui ne peuvent jamais trouver qu'un travail de fortune, si l'on peut employer ici une expression d'une cruelle ironie...

Tandis que la première catégorie délaissait naturellement l'Annexe, la deuxième l'envahit. De leur côté les patrons, dès le début de l'œuvre, se présentèrent nombreux dans le double et louable désir de venir en aide à des gens intéressants et de recruter du personnel qu'ils pouvaient croire garanti par l'estampille officielle; mais ils ne tardèrent pas à être désillusionnés sur la valeur de ces recrues et cessèrent bientôt de frapper à la porte du bureau de placement. Ils ne trouvaient guère là que des estropiés ou des invalides, quand ce n'étaient pas des alcooliques invétérés ou des gens d'une moralité plus que suspecte.

Aussi l'embauchage par le bureau de l'Annexe diminua-t-il

rapidement et les ouvriers qui trouvèrent de l'ouvrage n'y parvinrent que par les moyens ordinaires employés par les travailleurs parisiens, sans que l'Administration intervint.

Le niveau physique et moral des pensionnaires de l'Annexe s'abaissa encore, lorsque les asiles d'aliénés de la Seine furent autorisés à y envoyer leurs malades *guéris*. Or ces prétendus convalescents étaient, pour la presque totalité, des buveurs internés à la suite de crises aiguës, qu'une privation temporaire d'alcool avait momentanément rendus à la santé, mais qui retournaient à leur passion dès que, mis en liberté, ils pouvaient dépenser chez le marchand de vins, le pécule ou le secours reçu à la sortie de l'asile. Aussi l'Annexe était-il devenu le théâtre de scènes de violences quotidiennes qui nécessitaient l'intervention fréquente de la police et mettaient souvent en danger la vie des agents de la maison.

Il n'y avait donc aucun intérêt à conserver dans son intégralité une institution qui coûtait cher et ne rendait qu'une partie des services qu'on en attendait.

Une décision ministérielle en date du 31 octobre 1901 interdit l'entrée de l'Annexe aux aliénés des asiles de la Seine et autorisa son transfert dans des locaux qui furent disposés pour cette destination dans le rez-de-chaussée et la cour de la Maison des célibataires, 4, rue Rondelet. Ces locaux comprennent un dortoir de 22 lits avec cabinets et lavabos, une salle de réunion, le logement du garçon-concierge et celui du surveillant.

Les pensionnaires sont admis pour trois jours, mais ils peuvent bénéficier d'une prolongation de même durée ; aussi séjournent-ils en général six jours, ce qui leur permet de trouver plus certainement de l'ouvrage. Ils reçoivent tous les matins un ticket de 0 fr. 10 pour une soupe, et 2 tickets de 0 fr. 50 qui leur donnent droit à des repas composés de pain, d'un plat de viande avec légumes à prendre dans un restaurant de tempérance ; ainsi on ne leur délivre pas, comme cela se pratiquait quand l'Asile traitait avec des restaurateurs ordinaires, de l'alcool ou de l'absinthe en échange de leurs tickets d'alimentation.

Le tableau VII indique le mouvement des pensionnaires, les dépenses de l'Annexe et fait ressortir l'économie qui résulte du transfert de 1903.

## TABLEAU VII

# STATISTIQUE DE L'ANNEXE DE L'ASILE A PARIS

| ANNÉES | ENTRÉES | ONT TROUVÉ du TRAVAIL | SÉJOUR MOYEN | PRIX de JOURNÉE | DÉPENSES ORDINAIRES |
|---|---|---|---|---|---|
| | | | | fr. c. | fr. c. |
| 1887............ | 2.544 | 1.000 | 2 jours 1/2. | 4 00 | 25.741 79 |
| 1888............ | 3.067 | 1.200 | — | 4 00 | 27.856 44 |
| 1889............ | 2.544 | 1.049 | — | 3 73 | 23.619 84 |
| 1890............ | 3.138 | 1,231 | — | 3 32 | 25.558 39 |
| 1891............ | 3.646 | 690 | — | 2 98 | 27.393 90 |
| 1892............ | 3.646 | 690 | — | 2 66 | 25.100 95 |
| 1893............ | 3.281 | 748 | — | 2 76 | 23.639 28 |
| 1894............ | 2.550 | 353 | — | 3 10 | 20.411 11 |
| 1895............ | 2.108 | 296 | — | 2 75 | 20.809 93 |
| 1896............ | 1.777 | 124 | — | 4 25 | 20.634 91 |
| 1897............ | 2.542 | 47 | — | 3 40 | 24.330 39 |
| 1898............ | 2.503 | 69 | — | 3 10 | 22.713 07 |
| 1899............ | 1.856 | 350 | — | 4 15 | 23.273 20 |
| 1900............ | 1.510 | 275 | — | 5 80 | 21.770 36 |
| 1901............ | 1.793 | 128 | — | 4 50 | 20.916 32 |
| 1902............ | 1.194 | 60 | — | 5 60 | 21.215 15 |
| 1903............ | 1.022 | 381 | 3 jours. | 3 50 | 10.865 98 |
| 1904............ | 1.272 | 405 | — | 2 65 | 9.062 43 |
| 1905............ | 1.226 | 402 | 3 & 6 jours. | 2 98 | 9.932 95 |
| 1906............ | 1.318 | 119 | — | 3 05 | 8.059 07 |
| Total...... | 44.534 | 9.617 | | | |

Nota. — Les dépenses et le prix de journée ne peuvent être calculés très exactement, depuis le transfert à la rue Rondelet, car divers articles et notamment l'eau, le gaz, le chauffage, l'entretien ordinaire, sont communs à l'Annexe et à la Maison des célibataires. Dans les calculs ci-dessus, ces dépenses ont été attribuées par moitié à chacun de ces services.

TABLEAU N° VIII

Indiquant annuellement les entrées, le nombre de journées, le prix et agents *(administration, service médical* de journée moyen, l'effectif prévu et le nombre de fonctionnaires *et personnel régulier)* de 1857 à 1906.



| ANNÉES | HOPITAUX | BUREAUX de BIENFAISANCE | CHANTIERS PUBLICS | SOCIÉTÉS de SECOURS MUTUELS | DIVERS | TOTAL | NOMBRE de JOURNÉES | PRIX MOYEN de la JOURNÉE (fr. c.) | EFFECTIF prévu | NOMBRE des fonctionnaires et agents |
|---|---|---|---|---|---|---|---|---|---|---|
| 1857 | 884 | » | » | » | » | 884 | » | » | » | » |
| 1858 | 4.207 | » | 13 | 70 | 111 | 4.401 | 94.623 | » | 300 | 46 |
| 1859 | 5.277 | 34 | 5 | 88 | 119 | 5.523 | 122.485 | 2 41 | 300 | 64 |
| 1860 | 5.642 | 75 | 1 | 91 | 147 | 5.955 | 138.735 | 2 71 | 350 | 65 |
| 1861 | 7.393 | 231 | 5 | 119 | 245 | 7.993 | 155.104 | 2 74 | 350 | 65 |
| 1862 | 4.637 | 235 | 13 | 112 | 206 | 5.203 | 115.890 | 3 02 | 400 | 67 |
| 1863 | 7.547 | 272 | 15 | 125 | 210 | 8.160 | 173.179 | 2 52 | 450 | 68 |
| 1864 | 8.554 | 322 | 22 | 114 | 206 | 9.218 | 183.476 | 2 71 | 450 | 68 |
| 1865 | 9.820 | 380 | 24 | 94 | 161 | 10.488 | 187.882 | 2 44 | 525 | 71 |
| 1866 | 9.830 | 380 | 16 | 113 | 151 | 10.480 | 176.279 | 2 34 | 525 | 94 |
| 1867 | 10.255 | 323 | 6 | 84 | 149 | 10.817 | 177.640 | 2 80 | 525 | 87 |
| 1868 | 10.960 | 374 | 14 | 113 | 170 | 11.640 | 188.050 | 2 705 | 515 | 87 |
| 1869 | 11.284 | 302 | 11 | 81 | 177 | 11.855 | 197.908 | 2 53 | 525 | 83 |
| 1870 | (1) 8.118<br>2.828 | 307 | 22 | 81 | 122 | 8.650<br>2.828<br>192.170 | 135.956<br>56.214<br>192.170 | 2 62 | 544 | 88 |
| 1871 | (1) 2.483<br>524 | 23 | 23 | 13 | 47 | 2.589<br>524 | 78.908 | 3 84 | (2) 250 | 88 |
| 1872 | 6.044 | 133 | 11 | 43 | 104 | 6.335 | 141.375 | 3 19 | 400 | 76 |
| 1873 | 8.654 | 144 | 8 | 45 | 104 | 8.955 | 186.300 | 2 90 | 400 | 73 |
| 1874 | 8.106 | 234 | 8 | 71 | 219 | 8.638 | 186.994 | 3 24 | 400 | 80 |
| 1875 | 7.800 | 211 | 12 | 99 | 237 | 8.359 | 187.492 | 2 89 | 400 | 81 |
| 1876 | 8.057 | 205 | 11 | 76 | 252 | 8.601 | 188.428 | 2 92 | 400 | 78 |
| 1877 | 7.781 | 210 | 9 | 96 | 208 | 8.344 | 186.649 | 3 15 | 400 | 79 |

(1) Ambulances.

(2) Pour le 1ᵉʳ semestre.

(Voir la suite page 49.)

| ANNÉES | HÔPITAUX | BUREAUX de BIENFAISANCE | CHANTIERS PUBLICS | SOCIÉTÉS de SECOURS MUTUELS | DIVERS | TOTAL | NOMBRE de JOURNÉES | PRIX MOYEN de JOURNÉE (fr. c.) | EFFECTIF PRÉVU | NOMBRE des fonctionnaires et agents |
|---|---|---|---|---|---|---|---|---|---|---|
| 1878 | 7.534 | 160 | 18 | 73 | 268 | 8.053 | 186.567 | 2 90 | 400 | 78 |
| 1879 | 7.910 | 181 | 16 | 92 | 290 | 8.489 | 193.391 | 3 04 | 420 | 78 |
| 1880 | 7.510 | 253 | 10 | 68 | 247 | 8.288 | 192.973 | 3 29 | 420 | 78 |
| 1881 | 7.802 | 225 | 7 | 36 | 176 | 8.246 | 195.466 | 3 25 | 420 | 79 |
| 1882 | 7.579 | 229 | 6 | 75 | 332 | 8.221 | 153.415 | 3 20 | 420 | 79 |
| 1883 | 8.357 | 168 | 13 | 34 | 429 | 9.001 | 153.804 | 3 58 | 420 | 90 |
| 1884 | 8.301 | 181 | 6 | 40 | 85 | 8.613 | 154.760 | 3 56 | 420 | 94 |
| 1885 | 8.301 | 208 | 6 | 46 | 62 | 8.613 | 154.740 | 3 41 | 420 | 92 |
| 1886 | 8.648 | 109 | 8 | 33 | 120 | 8.918 | 153.558 | 3 44 | 420 | 94 |
| 1887 | 8.273 | 155 | 15 | 31 | 108 | 8.582 | 153.570 | 3 41 | 420 | 91 |
| 1888 | 8.260 | 142 | 5 | 33 | 81 | 8.521 | 153.530 | 3 29 | 420 | 89 |
| 1889 | 7.790 | 120 | 9 | 32 | 92 | 8.043 | 143.706 | 3 48 | 390 | 79 |
| 1890 | 7.965 | 188 | 21 | 20 | 104 | 8.298 | 147.086 | 3 32 | 400 | 77 |
| 1891 | 7.711 | 365 | 15 | 32 | 227 | 8.350 | 146.604 | 3 36 | 400 | 75 |
| 1892 | 7.711 | 365 | 15 | 32 | 270 | 8.393 | 150.152 | 3 27 | 400 | 77 |
| 1893 | 7.786 | 217 | 10 | 34 | 319 | 8.386 | 156.709 | 3 18 | 420 | 78 |
| 1894 | 7.838 | 293 | 10 | 34 | 292 | 8.467 | 159.495 | 3 18 | 450 | 77 |
| 1895 | 7.917 | 304 | 9 | 20 | 678 | 8.928 | 161.237 | 3 22 | 450 | 77 |
| 1896 | 8.340 | 305 | 14 | 12 | 254 | 8.091 | 162.901 | 3 33 | 450 | 77 |
| 1897 | 8.018 | 210 | 24 | 24 | 323 | 8.590 | 163.185 | 3 36 | 450 | 77 |
| 1898 | 8.381 | 158 | 14 | 21 | 278 | 8.852 | 153.257 | 3 52 | 450 | 81 |
| 1899 | 8.260 | 170 | 8 | 14 | 330 | 8.782 | 146.234 | 3 97 | 450 | 79 |
| 1900 | 8.260 | 170 | 5 | 14 | 51 | 8.500 | 147.684 | 3 42 | 450 | 79 |
| 1901 | 8.079 | 91 | 3 | 10 | 386 | 8.569 | 153.030 | 3 87 | 450 | 70 |
| 1902 | 8.380 | 113 | 5 | 4 | 300 | 8.811 | 158.850 | 3 30 | 450 | 79 |
| 1903 | 8.404 | 72 | 2 | 12 | 353 | 8.843 | 155.500 | 3 45 | 450 | 79 |
| 1904 | 9.020 | 52 | 3 | 14 | 298 | 9.387 | 158.161 | 3 55 | 450 | 79 |
| 1905 | 9.080 | 44 | 1 | 12 | 223 | 9.369 | 162.687 | 3 45 | 475 | 83 |
| 1906 | 9.049 | 41 | 1 | 4 | 272 | 10.247 | 175.421 | 3 11 | 500 | 82 |
| Totaux | 394.200 | 9.753 | 528 | 2.634 | 10.593 | 417.798 | 7.909.820 | | | 3.800 |

TABLEAU IX

# TABLEAUX RÉSUMANT LES COMPTES ADMINISTRATIFS ANNUELS de 1857 à 1906.

**RECETTES**

| NATURE DES RECETTES | 1857 | 1858 | 1859 | 1860 | 1861 | 1862 |
|---|---|---|---|---|---|---|
| | fr. c. | fr. c. | fr. c. | fr. c. | fr. c. | fr. c. |
| Prélèvement sur les fonds communs............ | 34.000 00 | 205.000 00 | 225.000 00 | 305.000 00 | 294.033 00 | 270.000 00 |
| Abonnements et frais de séjour ............... | 202 00 | 3.806 00 | 4.733 75 | 4.821 00 | 5.478 25 | 4.603 00 |
| Revenus des immeubles (Diderot)............... | » | » | 15.893 50 | 77.423 75 | 90.925 30 | 90.082 62 |
| Recettes diverses (compris dons divers)............ | 1.306 17 | 3.026 82 | 4.111 74 | 4.374 39 | 4.096 95 | 27.485 01 |
| Rentes sur l'État......... | » | » | » | » | 101 00 | 109.00 |
| Retenues pour la retraite. | » | » | » | » | » | 2.187 44 |
| Subvention sur les fonds Montyon............... | 10.170 00 | 18.950 00 | 28.665 00 | 49.395 00 | 04.980 00 | 37.425 00 |
| Cautionnements........... | » | » | » | » | » | 17.310 00 |
| Produits, exploitation du potager................ | » | » | » | 4.077 41 | 7.050 25 | 6.941 86 |

(Voir la suite page 52.)

**DÉPENSES**

| CHAPITRE PREMIER | 1857 | 1858 | 1859 | 1860 | 1861 | 1862 |
|---|---|---|---|---|---|---|
| | fr. c. | fr. c. | fr. c. | fr. c. | fr. c. | fr. c. |
| Personnel ............... | 6.465 69 | 29.211 22 | 39.076 33 | 49.149 07 | 50.551 83 | 50.280 97 |
| Alimentation ............ | 18.202 31 | 133.067 13 | 141.729 92 | 202.498 79 | 246.841 22 | 181.991 58 |
| Habillement............. | » | 1.903 92 | 13.149 39 | 22.424 29 | 21.416 54 | 24.402 26 |
| Blanchissage............ | 841 40 | 4.950 33 | 3.543 82 | 7.256 06 | 6.653 78 | 5.015 55 |
| Chauffage .............. | 6.564 33 | 19.722 30 | 19.431 48 | 28.053 44 | 25.782 56 | 25.475 02 |
| Éclairage............... | 1.101 80 | 9.628 78 | 9.358 50 | 15.314 94 | 14.329 96 | 13.177 47 |
| Pharmacie .............. | 309 88 | 3.482 36 | 4.153 75 | 4.990 06 | 5.919 50 | 6.805 55 |
| Salubrité ............... | 196 28 | 1.387 01 | 3.696 72 | 7.847 84 | 9.220 53 | 7.400 34 |
| Entretien des machines et appareils............. | » | 5.067 92 | 6.497 19 | 8.199 56 | 5.981 06 | 5.605 25 |
| Entretien des bâtiments. | » | 2.189 73 | 8 097 70 | 36.038 35 | 21.527 05 | 18.529 82 |
| Exploitation............. | » | 4.200 00 | 3.998 65 | 3.259 98 | 3.693 79 | 2.997 75 |
| Frais d'écurie et transports | 612 69 | 6.393 83 | 3.432 75 | 13.564 98 | 10.693 85 | 9.788 80 |
| Bibliothèque............. | » | 685 10 | 1.699 70 | 647 65 | 700 00 | 613 10 |
| Secours de sortie........ | 297 50 | 4.556 35 | 3.929 50 | 6.707 00 | 8.744 00 | 5.439 23 |
| Frais de bureaux........ | 254 00 | 2.020 05 | 3.138 94 | 2.986 50 | 3.922 20 | 3.892 36 |

(Voir la suite page 53.)

## RECETTES

| NATURE DES RECETTES | 1857 | 1858 | 1859 | 1860 | 1861 | 1862 |
|---|---|---|---|---|---|---|
| | fr. c. | fr. c. | fr. c. | fr. c. | fr. c. | fr. c. |
| **RECETTES EXTRAORDINAIRES** | | | | | | |
| Portion réservée à la fondation Montyon........ | » | 9.485 00 | » | » | » | » |
| Restes à recouvrer, exercices antérieurs........ | » | » | » | » | 5.562 70 | 4.202 75 |
| Excédent exercice précédent................... | » | » | 5.389 59 | 3.251 97 | 9.957 30 | 17.644 61 |
| Excédent exercice 1857, omis................... | » | » | » | » | 10.351 94 | » |
| Totaux des Recettes.. | 45.828 77 | 240.267 82 | 283.793 58 | 448.944 52 | 493.445 69 | 477.993 89 |
| Totaux des Dépenses.. | 35.476 83 | 234.878 23 | 280.541 61 | 438.987 22 | 475.801 08 | 427.108 63 |
| Excédent de Recettes. | 10.351 94 | 5 389 59 | 3.251 97 | 9.957 30 | 17.644 61 | 50.885 26 |

DÉPENSES

| CHAPITRE PREMIER | 1857 | 1858 | 1859 | 1860 | 1861 | 1862 |
|---|---|---|---|---|---|---|
| | fr. c. | fr. c. | fr. c. | fr. c. | fr. c. | fr. c. |
| Dépenses diverses........ | 619 70 | 2.669 17 | 4.091 18 | 5.331 36 | 10.917 66 | 17.848 46 |
| Frais de culte ........... | 10 65 | 364 55 | 348 25 | 831 90 | 406 25 | 450 06 |
| Entretien du mobilier.... | » | 3.369 46 | 8.096 69 | 16.919 88 | 18.102 84 | 11.174 59 |
| Consommation des produits................... | » | » | 2.468 15 | 4.677 41 | 7.959 25 | 6.941 86 |
| Pensions et secours de retraite............... | » | » | » | » | » | 421 87 |
| Cautionnements.......... | » | » | » | » | » | 8.900 00 |
| **DÉPENSES EXTRAORDINAIRES** | | | | | | |
| Achat de rentes......... | » | » | » | 2.288 35 | 190 70 | 18.018 15 |
| Achat de chevaux........ | » | » | » | » | 2.216 50 | » |
| Restes à payer .......... | » | » | » | » | » | 1.474 57 |
| Totaux des Dépenses.. | 35.476 83 | 234.878 23 | 280.541 61 | 438.987 22 | 475.801 08 | 427.108 63 |

## RECETTES

| NATURE DES RECETTES | 1863 | 1864 | 1865 | 1866 | 1867 | 1868 |
|---|---|---|---|---|---|---|
| | fr. c. | fr. c. | fr. c. | fr. c. | fr. c. | fr. c. |
| Prélèvement sur les fonds communs.............. | 355.100 00 | 420.000 00 | 483.000 00 | 600.000 00 | 636.000 00 | 603.000 00 |
| Abonnements et frais de de séjour.............. | 4.503 00 | 4.070 25 | 2.594 75 | 2.806 25 | 2.822 00 | 3.261 00 |
| Revenus des immeubles (Diderot.).............. | 92.724 25 | 96.496 50 | 100.946 55 | 107.146 94 | 115.099 46 | 111.039 82 |
| Subvention sur les fonds Montyon.............. | » | » | » | » | » | » |
| Recettes diverses (compris dons divers.).......... | 5.288 43 | 5.751 45 | 5.835 65 | 8.065 60 | 4.867 15 | 9.207 93 |
| Rentes sur l'État........ | 882 00 | 904 00 | 904 00 | 8.061 75 | 14.794 25 | 23.737 25 |
| Retenues pour la retraite. | 1.754 90 | 1.806 00 | 1.685 46 | 2.354 45 | 1.975 12 | 2.086 21 |
| Maison des célibataires.. | » | » | » | » | 10.276 0 | 9.550 00 |

(*Voir la suite page 56.*)

DÉPENSES

| CHAPITRE PREMIER | 1863 | 1864 | 1865 | 1866 | 1867 | 1868 |
|---|---|---|---|---|---|---|
| | fr. c. | fr. c. | fr. c. | fr. c. | fr. c. | fr. c. |
| Personnel................. | 53.149 52 | 53.206 99 | 56.873 93 | 59.832 67 | 62.975 15 | 63.890 72 |
| Alimentation............ | 232.062 54 | 249.125 79 | 224.772 01 | 223.030 01 | 248.160 03 | 277.913 22 |
| Habillement.............. | 24.443 52 | 24.084 06 | 43.841 52 | 30.849 73 | 37.234 94 | 38.488 69 |
| Blanchissage ............. | 6.999 99 | 6.712 18 | 7.753 80 | 7.999 87 | 7.971 97 | 7.741 43 |
| Chauffage................. | 32.338 79 | 31.989 06 | 27.960 59 | 25.428 92 | 16.495 84 | 28.765 63 |
| Éclairage................. | 18.118 16 | 13.965 33 | 14.464 96 | 14.477 60 | 13.173 05 | 13.766 89 |
| Pharmacie................ | 9.280 84 | 13.762 67 | 13.349 39 | 12.536 12 | 12.583 19 | 12.743 44 |
| Salubrité................. | 10.288 44 | 12.249 95 | 11.986 09 | 14.271 32 | 13.422 18 | 11.784 70 |
| Entretien des machines et appareils .............. | 6.663 35 | 5.585 75 | 5.662 17 | 5.257 10 | 5.826 70 | 5.018 20 |
| Entretien des bâtiments. | 27.185 31 | 25.840 78 | 32.433 95 | 23.418 77 | 26.262 24 | 25.226 13 |
| Exploitation.............. | 3.340 80 | 2.873 31 | 2.527 83 | 2.485 12 | 2.423 21 | 2.251 50 |
| Frais d'écurie et transports | 10.554 82 | 9.548 30 | 8.027 82 | 12.433 30 | 12.996 67 | 9.975 00 |
| Bibliothèque.............. | 847 10 | 988 25 | 784 85 | 964 55 | 986 00 | 999 90 |
| Secours de sortie........ | 5.203 70 | 7.029 50 | 5.225 25 | 6.683 50 | 6.747 50 | 6.335 00 |
| Frais de bureaux........ | 3.767 94 | 3.257 86 | 4.983 04 | 4.705 53 | 4.753 15 | 4.796 84 |
| Dépenses diverses........ | 17.264 41 | 16.270 62 | 12.513 27 | 12.878 48 | 13.405 42 | 18.829 64 |
| Frais de culte............ | 342 55 | 493 74 | 484 35 | 499 85 | 500 00 | 498 55 |
| Entretien du mobilier.... | 14.751 04 | 17.369 65 | 11.237 14 | 12.166 59 | 11.006 66 | 10.691 21 |
| Consommation des produits ............... | 7.222 23 | 6.229 20 | 9.125 82 | 7.742 69 | 10.336 30 | 7.644 03 |
| Salaire des journaliers, ouvrières et convalescents travailleurs.... | » | » | 2.958 95 | 2.907 00 | 2.826 40 | 1.499 95 |
| Fête du 15 août......... | » | » | 1.465 87 | 1.447 15 | 1.517 95 | 1.396 00 |
| Chemins vicinaux........ | » | » | » | 220 50 | 110 25 | 110 25 |
| Gratifications............ | » | » | » | 3.999 00 | 5.526 00 | 5.492 00 |
| Indemnités pour retraite des employés... ....... | » | » | » | » | 221 00 | 204 00 |
| Fourniture d'eau......... | » | » | » | » | » | 1.953 20 |

(Voir la suite page 57.)

# RECETTES

| NATURE DES RECETTES | 1863 | 1864 | 1865 | 1866 | 1867 | 1868 |
|---|---|---|---|---|---|---|
| | fr. c. | fr. c. | fr. c. | fr. c. | fr. c. | fr. c. |
| Cautionnements.......... | » | 3.410 00 | 300 00 | » | 4.410 00 | » |
| Produits, exploitation du potager................ | 7.222 23 | 6.229 20 | 9.125 82 | 7.742 69 | 10.336 30 | 7.644 03 |
| **RECETTES EXTRAORDINAIRES** | | | | | | |
| Reste à recouvrer, services antérieurs............. | 5.350 60 | 7.127 75 | 9.804 86 | 7.263 09 | 481 25 | 48.600 00 |
| EXCÉDENT exercice précédent............. | 50.885 26 | 994 21 | 8.890 84 | 32.713 29 | 41.198 39 | 73.137 20 |
| TOTAUX DES RECETTES.. | 523.715 67 | 546.790 09 | 623.087 89 | 776.154 06 | 842.259 92 | 891.268 44 |
| TOTAUX DES DÉPENSES.. | 522.721 46 | 537.899 25 | 590.374 60 | 734.955 67 | 769.122 72 | 803.425 51 |
| EXCÉDENT DE RECETTES. | 994 21 | 8.890 84 | 32.713 29 | 41.198 39 | 73.137 20 | 87.837 93 |

DÉPENSES

| CHAPITRE PREMIER | 1863 | 1864 | 1865 | 1866 | 1867 | 1863 |
|---|---|---|---|---|---|---|
| | fr. c. | fr. c. | fr. c. | fr. c. | fr. c. | fr. c. |
| **DÉPENSES EXTRAORDINAIRES** | | | | | | |
| Restes à payer.......... | 12.531 74 | 12.808 19 | 70.006 88 | 1.668 82 | 1.095 61 | » |
| Achat de rentes.......... | 488 25 | » | » | 200.303 40 | 150.966 95 | 179.694 50 |
| Fourniture d'étoffes...... | 25.876 42 | » | » | » | » | » |
| Réfections diverses ...... | » | 18.349 14 | 6.729 36 | 11.786 80 | 16.251 41 | 9.691 76 |
| Saut de loup ............. | » | 6.158 93 | » | » | » | » |
| Branchement d'égout rue Crozatier .............. | » | » | 723 56 | » | » | » |
| Pavage rue Chaligny et rue Crozatier.......... | » | » | 7.591 20 | » | » | 1.948 50 |
| Forage du puits.......... | » | » | 3.000 00 | » | 1.000 00 | 3.199 33 |
| Achat d'un omnibus ..... | » | » | 3.891 00 | » | » | » |
| Ameublement de la Maison des célibataires. | » | » | » | 31.196 11 | » | » |
| Frais d'instance Birat.... | » | » | » | 1.984 42 | » | » |
| Règlement de la mitoyenneté.................... | » | » | » | 1.780 75 | » | » |
| Construction d'une pompe, Maison des célibataires............. | » | » | » | » | 544 19 | » |
| Travaux d'agrandissement ................ | » | » | » | » | 75.664 91 | 47.165 30 |
| Appropriation des logements.................. | » | » | » | » | 6.137 85 | » |
| Cautionnements.......... | » | » | » | » | » | 3.710 00 |
| Totaux des Dépenses .. | 522.721 46 | 537.899 25 | 590.374 60 | 734.955 67 | 769.122 72 | 803.425 51 |

## RECETTES

| NATURE DES RECETTES | 1869 | 1870 | 1871 | 1872 | 1873 | 1874 |
|---|---|---|---|---|---|---|
| | fr. c. | fr. c. | fr. c. | fr. c. | fr. c. | fr. c. |
| Prélèvement sur les fonds communs.............. | 565.000 00 | 460.000 00 | 165.000 00 | 250.000 00 | 355.000 00 | 410.000 00 |
| Abonnements et frais de séjour ................ | 3.308 25 | 3.216 25 | 2.151 25 | 2.654 00 | 2.717 75 | 4.993 00 |
| Revenus des immeubles (Diderot)............... | 110.205 09 | 64.000 69 | 75.213 00 | 87.312 75 | 108.126 25 | 106.393 25 |
| Recettes diverses (compris dons divers)...... | 4.499 95 | 7.197 17 | 8.220 28 | 3.076 03 | 3.811 42 | 4.724 07 |
| Rentes sur l'État......... | 25.899 25 | 32.147 50 | 25.960 50 | 38.534 00 | 38.534 00 | 38.534 00 |
| Retenues pour la retraite. | 1.970 60 | 1.824 41 | 1.747 61 | 2.001 80 | 1.812 73 | 1.543 44 |
| Maison des célibataires.. | 8.601 00 | 6.347 00 | 3.701 00 | 8.412 00 | 9.493 50 | 7.491 00 |
| Cautionnements .......... | » | » | » | » | » | » |
| Produits, exploitation du potager ................ | 7.843 58 | 12.966 43 | 11.719 61 | 10.304 59 | 13.088 55 | 13.198 54 |

(*Voir la suite page 60.*)

DÉPENSES

| CHAPITRE PREMIER | 1869 | 1870 | 1871 | 1872 | 1873 | 1874 |
|---|---|---|---|---|---|---|
| | fr. c. | fr. c. | fr. c. | fr. c. | fr. c. | fr. c. |
| Personnel | 66.289 13 | 64.926 92 | 57.890 62 | 56.882 22 | 59 149 98 | 60.457 35 |
| Alimentation | 264.041 51 | 234.775 72 | 125.745 34 | 171.086 65 | 232.633 23 | 244.932 77 |
| Habillement | 38.614 37 | 36.959 34 | 24.071 34 | 14.493 32 | 19.444 44 | 41.048 48 |
| Blanchissage | 8.499 11 | 8.897 63 | 4.837 88 | 4.751 76 | 6.424 29 | 6.887 35 |
| Chauffage | 26.098 90 | 28.794 44 | 24.998 45 | 27.309 28 | 23 530 63 | 22.029 97 |
| Éclairage | 13.854 58 | 13.218 83 | 9.351 74 | 11.831 45 | 11.517 69 | 11.586 23 |
| Pharmacie | 15.546 40 | 14.944 19 | 8.265 04 | 8.194 37 | 15.000 31 | 14.692 92 |
| Salubrité | 13.133 68 | 10.572 23 | 9.539 75 | 9.681 74 | 11.386 09 | 10.581 17 |
| Entretien des machines et appareils | 9.031 40 | 9.086 65 | 9.117 00 | 9.154 50 | 8.870 00 | 8.870 00 |
| Entretien des bâtiments | 25.644 86 | 14.437 44 | 22.176 61 | 39.144 29 | 35.243 40 | 38.889 24 |
| Exploitation | 2.245 87 | 1.227 03 | 2.057 84 | 3.673 28 | 2.559 58 | 3.341 87 |
| Frais d'écurie et transports | 9.999 95 | 8.330 40 | 8.056 41 | 4.920 27 | 5.136 05 | 12.032 05 |
| Bibliothèque | 999 65 | 736 80 | 313 95 | 599 75 | 785 35 | 756 65 |
| Secours de sortie | 6.709 00 | 4.224 50 | » | » | 3.422 00 | 4.129 50 |
| Frais de bureaux | 4.777 61 | 4.988 32 | 3.789 60 | 3.713 59 | 3.464 84 | 3.330 25 |
| Dépenses diverses | 12.446 90 | 12.264 93 | 12.095 92 | 12.779 95 | 12 889 04 | 14.752 85 |
| Frais de culte | 499 60 | 525 40 | 47 30 | 579 15 | 599 55 | 598 74 |
| Entretien du mobilier | 14.689 50 | 13.930 74 | 5.333 61 | 8.583 16 | 9.052 84 | 11.279 34 |
| Consommation des produits | 7.843 58 | 12.966 43 | 11.719 61 | 10.304 59 | 13.088 55 | 13.198 54 |
| Salaire des journaliers, ouvrières et convalescents travailleurs | 1.441 06 | 1.624 70 | 957 10 | 1.000 00 | 1.048 30 | 4.466 35 |
| Fête du 15 août | 1.498 61 | 915 05 | » | » | » | » |
| Chemins vicinaux | 110 25 | » | » | » | » | » |
| Gratifications et indemnités | 7.295 00 | 6.334 00 | 5.685 00 | 6.500 00 | 5.985 00 | 5.199 00 |

(*Voir la suite page 61.*)

# RECETTES

| NATURE DES RECETTES | 1869 | 1870 | 1871 | 1872 | 1873 | 1874 |
|---|---|---|---|---|---|---|
| | fr. c. | fr. c. | fr. e. | fr. c. | fr. c. | fr. c. |
| **RECETTES EXTRAORDINAIRES** | | | | | | |
| Restes à recouvrer, services intérieurs........ | » | 7.524 44 | » | » | » | » |
| Objets d'ameublement... | 17.860 40 | » | » | » | » | » |
| Travaux d'agrandissement ................. | 77.500 00 | 27.763 46 | » | 14.849 94 | » | » |
| Rétrocession de farines. | » | 5.875 00 | 6.805 60 | » | » | » |
| Séjour des militaires.... | » | » | 129.030 01 | » | » | » |
| Remboursement de denrées ................... | » | » | 5.525 00 | » | » | » |
| Indemnité pour perte de loyers (guerre)......... | » | » | » | 17.756 00 | » | » |
| Excédent, exercice précédent ................. | 87.837 93 | 76.051 15 | 77.067 63 | 11.442 15 | 13.642 71 | 36.825 22 |
| Totaux des Recettes.. | 910.526 05 | 704.913 50 | 512.141 49 | 446.343 26 | 546.226 91 | 623.702 52 |
| Totaux des Dépenses... | 834.474 90 | 627.845 87 | 500.699 34 | 432.700 55 | 509.401 69 | 556.785 24 |
| Excédent de Recettes.. | 76.051 15 | 77.067 63 | 11.442 15 | 13.642 71 | 36.825 22 | 66.917 28 |

DÉPENSES

| CHAPITRE PREMIER | 1869 | 1870 | 1871 | 1872 | 1873 | 1874 |
|---|---|---|---|---|---|---|
| | fr. c. | fr. c. | fr. c. | fr. c. | fr. c. | fr. c. |
| Indemnités pour retraite des employés......... | 204 00 | 204 00 | 660 62 | 3.538 25 | 5.061 75 | 6.749 00 |
| Fourniture d'eau......... | » | » | » | » | » | » |
| **DÉPENSES EXTRAORDINAIRES** | | | | | | |
| Restes à payer.......... | » | 9.710 00 | 39.277 03 | » | » | » |
| Achat de rentes.......... | 149.985 05 | 50.009 90 | 99.998 15 | » | » | » |
| Réfections diverses...... | 4.772 84 | » | » | 2.876 40 | 21.848 78 | 16.975 62 |
| Travaux d'agrandissement................. | 76.870 07 | 27.395 73 | 5.205 17 | 17.447 04 | » | » |
| Cautionnements .......... | » | » | » | » | » | » |
| Literie.................. | 17.560 40 | » | » | » | » | » |
| Lingerie ................. | 15.496 10 | » | » | » | » | » |
| Mobilier................. | 10.755 69 | 6.650 00 | » | » | » | » |
| Travaux divers (Mazas).. | 7.520 23 | » | » | » | » | » |
| Ambulance.............. | » | 3.487 55 | 616 55 | » | » | » |
| Approvisionnements ..... | » | 25.707 00 | 6.793 80 | » | » | » |
| Construction d'un four de campagne............. | » | » | 2.097 91 | » | » | » |
| Mur mitoyen (Mazas).... | » | » | » | 3.655 54 | » | » |
| Achat d'un 5ᵐᵉ cheval.... | » | » | » | » | 1.260 00 | » |
| Totaux des Dépenses... | 834.474 90 | 627.845 87 | 500.699 34 | 432.700 55 | 509.401 69 | 556.785 24 |

## RECETTES

| NATURE DES RECETTES | 1875 | 1876 | 1877 | 1878 | 1879 | 1880 |
|---|---|---|---|---|---|---|
| | fr. c. | fr. c. | fr. c. | fr. c. | fr. c. | fr. c. |
| Prélèvement sur les fonds communs.............. | 342.400 00 | 338.000 00 | 359.000 00 | 352.000 00 | 372.700 00 | 387.000 00 |
| Abonnements et frais de séjour................. | 5.746 00 | 5.111 75 | 6.164 50 | 5.672 50 | 5.630 50 | 5.061 50 |
| Revenus des immeubles (Diderot)............... | 107.373 85 | 108.762 39 | 109.840 00 | 113.486 55 | 114.770 54 | 121.292 37 |
| Recettes diverses (compris dons divers)....... | 3.998 42 | 4.202 68 | 9.455 22 | 4.148 01 | 4.539 87 | 5.711 48 |
| Rentes sur l'État......... | 38.534 00 | 40.796 00 | 41.914 75 | 42.427 00 | 43.362 00 | 44.297 00 |
| Retenues pour la retraite. | 1.543 44 | 1.612 66 | 2.075 01 | 1.810 62 | 1.901 78 | 2.882 09 |
| Maison des célibataires... | 10.333 00 | 11.415 00 | 10.696 50 | 11.742 00 | 11.886 00 | 12.266 00 |
| Cautionnements.......... | » | » | » | » | » | » |
| Produits, exploitation du potager............... | 10.868 57 | 12.978 22 | 11.520 32 | 12.060 29 | 13.016 76 | 13.874 46 |

(Voir la suite page 64.)

DÉPENSES

| CHAPITRE PREMIER | 1875 | 1876 | 1877 | 1878 | 1879 | 1880 |
|---|---|---|---|---|---|---|
| | fr. c. | fr. c. | fr. c. | fr. c. | fr. c. | fr. c. |
| Personnel................. | 60.654 10 | 61.177 14 | 63.219 65 | 63.753 04 | 63.778 35 | 69.168 30 |
| Alimentation ............ | 202.513 39 | 209.096 44 | 241.689 02 | 237.813 96 | 255.849 10 | 253.642 67 |
| Habillement .............. | 26.555 01 | 29.635 56 | 34.466 36 | 17.081 39 | 14.045 21 | 32.945 15 |
| Blanchissage ............ | 6.626 91 | 7.553 97 | 7.035 13 | 7.531 96 | 7.214 35 | 7.285 50 |
| Chauffage................ | 26.584 87 | 24.975 73 | 24.924 99 | 23.526 46 | 23.443 72 | 24.090 69 |
| Éclairage ................ | 12.886 20 | 12.346 57 | 12.712 39 | 13.117 83 | 14.098 44 | 14.179 30 |
| Pharmacie................ | 12.997 05 | 8.757 17 | 10.392 11 | 10.337 56 | 11.848 31 | 14.136 21 |
| Salubrité................. | 12.254 62 | 11.885 28 | 12.180 38 | 12.634 55 | 12.253 08 | 12.897 66 |
| Entretien des machines et appareils................. | 8.870 00 | 8.870 00 | 8.870 00 | 8.870 00 | 10.000 00 | 10.000 00 |
| Entretien des bâtiments.. | 39.744 82 | 34.824 23 | 37.028 68 | 40.189 70 | 41.678 70 | 40.903 15 |
| Exploitation .............. | 3.427 68 | 4.052 89 | 3.340 57 | 3.584 97 | 3.577 80 | 3.813 92 |
| Frais d'écurie et de transports................... | 8.597 78 | 11.546 07 | 9.701 85 | 7.903 45 | 7.394 15 | 9.352 33 |
| Bibliothèque............. | 791 80 | 790 55 | 752 35 | 794 25 | 788 75 | 767 97 |
| Secours de sortie........ | 3.909 50 | 4.211 00 | 4.212 00 | 4.274 00 | 4.883 50 | 4.639 50 |
| Frais de bureaux......... | 2.147 54 | 2.167 69 | 2.290 15 | 1.989 45 | 2.359 50 | 2.253 00 |
| Dépenses diverses........ | 15.279 00 | 15.449 48 | 15.426 72 | 16.323 05 | 13.197 81 | 15.834 59 |
| Frais de culte............ | 599 60 | 598 75 | 596 45 | 649 65 | 647 80 | 637 00 |
| Entretien du mobilier.... | 10.337 78 | 10.029 50 | 10.308 63 | 11.011 38 | 10.924 98 | 12.030 64 |

(Voir la suite page 65.)

# RECETTES

| NATURE DES RECETTES | 1875 | 1876 | 1877 | 1878 | 1879 | 1880 |
|---|---|---|---|---|---|---|
| | fr. c. | fr. c. | fr. c. | fr. c. | fr. c. | fr. c. |
| **RECETTES EXTRAORDINAIRES** | | | | | | |
| Restes à recouvrer, services antérieurs......... | » | » | » | » | » | » |
| Remboursement des frais de dessins et plans fournis pour l'exposition.... | » | » | » | » | 1.178 50 | » |
| Excédent exercice précédent.................. | 66.917 28 | 37.191 13 | 58.925 48 | 32.501 20 | 51.973 18 | 22.034 05 |
| Totaux des Recettes... | 587.714 56 | 560.069 83 | 609.592 58 | 575.848 17 | 620.959 13 | 614.418 95 |
| Totaux des Dépenses... | 550.523 43 | 501.144 35 | 577.091 38 | 523.874 99 | 598.925 08 | 580.526 71 |
| Excédent de Recettes.. | 37.191 13 | 58.925 48 | 32.501 20 | 51.973 18 | 22.034 05 | 33.892 24 |

DÉPENSES

| CHAPITRE PREMIER | 1875 | 1876 | 1877 | 1878 | 1879 | 1880 |
|---|---|---|---|---|---|---|
| | fr. c. | fr. c. | fr. c. | fr. c. | fr. c. | fr. c. |
| Consommation des produits................. | 10.868 57 | 12.978 22 | 11.520 32 | 12.060 29 | 13.016 76 | 13.874 46 |
| Salaire des journaliers, ouvrières et convalescents travailleurs....... | 4.613 80 | 4.932 30 | 4.652 59 | 4.724 23 | 4.625 82 | 4.735 85 |
| Fête nationale........... | » | » | » | » | » | » |
| Gratifications et indemnités.................. | 6.801 00 | 6.648 00 | 7.178 00 | 6.846 00 | 7.046 00 | 9.516 00 |
| Pensions et secours de retraite................. | 6.749 00 | 6.749 00 | 6.749 00 | 6.749 00 | 7.714 83 | 8.175 00 |
| **DÉPENSES EXTRAORDINAIRES** | | | | | | |
| Restes à payer.......... | » | » | » | » | » | 4.871 70 |
| Achat de rentes.......... | 49.988 75 | » | 39.872 15 | » | 49.829 70 | » |
| Réfections et travaux extraordinaires .......... | 12.255 17 | 11.370 06 | 7.971 89 | 10.930 32 | 12.562 99 | 10.776 12 |
| Bains pour contagieux... | 4.469 49 | » | » | » | » | » |
| Station météorologique... | » | 498 75 | » | » | » | » |
| Travaux de dessins et plans pour l'exposition.. | » | » | » | 1.178 50 | » | » |
| Murs mitoyens (Mazas)... | » | » | » | » | 6.145 43 | » |
| Totaux des Dépenses.. | 550.523 43 | 501.144 35 | 577.091 38 | 523.874 99 | 598.925 08 | 580.526 71 |

## RECETTES

| NATURE DES RECETTES | 1881 | 1882 | 1883 | 1884 | 1885 | 1886 |
|---|---|---|---|---|---|---|
| | fr. c. | fr. c. | fr. c. | fr. c. | fr. c. | fr. c. |
| Prélèvement sur les fonds communs .............. | 399.500 00 | 445.000 00 | 471.900 00 | 588.000 00 | 382.100 00 | 419.050 00 |
| Abonnements et frais de séjour ................ | 3.444 75 | 5.695 75 | 7.117 50 | 4.980 25 | 6.543 75 | 6.504 00 |
| Revenus des immeubles (Diderot) .............. | 115.203 36 | 106.000 00 | 114.119 10 | 120.421 00 | 118.395 75 | 67.421 00 |
| Recettes diverses........ | 6.356 36 | 8.063 26 | 8.599 78 | 6.957 36 | 6.241 67 | 6.997 89 |
| Rentes sur l'État........ | 44.297 00 | 45.122 00 | 47.450 00 | 48.734 75 | 52.142 00 | 52.142 00 |
| Retenues pour la retraite. | 1.960 75 | 2.306 92 | 2.094 92 | 1.756 02 | 1.911 01 | 2.854 41 |
| Maison des célibataires (1). | 12.723 00 | 14.376 05 | 8.223 24 | 2.613 60 | (2) » | (2) » |

(1) Vente du mobilier 1883-1884.

(2) Compris dans les revenus des immeubles.

(Voir la suite page 68.)

# DÉPENSES

| CHAPITRE PREMIER | 1881 | 1882 | 1883 | 1884 | 1885 | 1886 |
|---|---|---|---|---|---|---|
| | fr. c. | fr. c. | fr. c. | fr. c. | fr. c. | fr. c. |
| Personnel | 62.098 10 | 59.201 02 | 65.231 99 | 70.355 49 | 60.715 81 | 62.989 32 |
| Alimentation | 251.333 38 | 248.335 14 | 264.283 53 | 267.168 50 | 262.133 85 | 249.273 86 |
| Habillement | 27.889 08 | 25.924 33 | 35.702 59 | 35.495 33 | 34.391 12 | 32.333 12 |
| Blanchissage | 8.449 58 | 8.476 38 | 9.076 92 | 8.700 73 | 8.644 67 | 8.247 59 |
| Chauffage | 24.451 35 | 23.698 10 | 26.427 33 | 26.350 77 | 26.336 51 | 28.126 44 |
| Éclairage | 12.417 91 | 11.793 95 | 10.959 52 | 10.979 16 | 11.367 24 | 11.749 59 |
| Pharmacie | 14.641 59 | 14.251 08 | 14.054 08 | 13.207 86 | 13.077 18 | 12.448 20 |
| Salubrité | 8.080 10 | 6.422 19 | 12.893 70 | 9.358 63 | 8.636 35 | 9.117 54 |
| Entretien des machines et appareils | 10.000 00 | 11.020 00 | 10.120 00 | 14.942 00 | 16.142 00 | 14.942 00 |
| Entretien des bâtiments | 28.950 59 | 30.896 56 | 32.880 64 | 22.757 82 | 17.959 42 | 20.656 00 |
| Exploitation | 3.843 30 | 3.499 00 | 6.374 10 | 4.324 95 | 4.243 79 | 4.347 01 |
| Frais d'écurie et transports | 8.669 80 | 12.780 55 | 10.807 30 | 8.783 85 | 8.070 80 | 13.282 98 |
| Bibliothèque | 786 10 | 664 30 | 793 45 | 784 25 | 796 19 | 758 65 |
| Secours de sortie | 4.590 50 | 4.204 00 | 4.361 00 | 4.822 00 | 4.998 00 | 2.362 50 |
| Frais de bureaux | 2.124 95 | 2.449 09 | 2.807 04 | 2.568 19 | 2.497 39 | 2.933 56 |
| Dépenses diverses | 5.869 61 | 2.960 74 | 2.007 15 | 1.232 07 | 1.241 51 | 2.820 04 |
| Frais de culte | 641 85 | 601 55 | 614 95 | 848 99 | 718 20 | 1.185 15 |
| Entretien du mobilier | 12.407 19 | 12.168 09 | 29.558 16 | 20.345 69 | 13.416 31 | 16.586 34 |
| Consommation des produits | 13.282 78 | 11.055 54 | 8.025 03 | 11.586 04 | 11.568 09 | 13.179 95 |
| Salaire des journaliers, ouvrières et convalescents travailleurs | 4.295 44 | 5.085 54 | 2.869 09 | 3.225 20 | 3.037 45 | 3.490 20 |

(Voir la suite page 69.)

## RECETTES

| NATURE DES RECETTES | 1881 | 1882 | 1883 | 1884 | 1885 | 1886 |
|---|---|---|---|---|---|---|
| | fr. c. | fr. c. | fr. c. | fr. c. | fr. c. | fr. c. |
| Produits. exploitation du potager | 13.282 78 | 11.065 54 | 8.025 03 | 12.055 18 | 12.136 95 | 13.626 19 |
| **RECETTES EXTRAORDINAIRES** | | | | | | |
| Vente du terrain de l'Avenue | » | » | 15.400 » | » | » | » |
| Excédent, exercice précédent | 33.892 24 | 63.812 91 | 32.517 80 | 32.024 35 | 29.003 94 | 24.205 67 |
| Totaux des Recettes.. | 630.660 24 | 701.442 43 | 715.447 37 | 817.542 51 | 608.475 07 | 592.795 16 |
| Totaux des Dépenses.. | 566.847 33 | 668.924 63 | 683.423 02 | 788.538 57 | 584.269 40 | 587.121 50 |
| Excédent de Recettes. | 63.812 91 | 32.517 80 | 32.024 35 | 29.003 94 | 24.205 67 | 5.673 66 |

DÉPENSES

| CHAPITRE PREMIER | 1881 | 1882 | 1883 | 1884 | 1885 | 1886 |
|---|---|---|---|---|---|---|
| | fr. c. | fr. c. | fr. c. | fr. c. | fr. c. | fr. c. |
| Fête Nationale .......... | 745 21 | 710 55 | 776 37 | 643 66 | 733 95 | 8º0 40 |
| Gratifications et indemnités ................... | 9.804 00 | 8.229 64 | 6.550 00 | 7.548 00 | 19.276 22 | 21.788 32 |
| Pensions et secours de retraite ................ | 10.593 71 | 13.585 07 | 14.858 15 | 14.438 65 | 14.939 80 | 16.002 10 |
| **DÉPENSES EXTRAORDINAIRES** | | | | | | |
| Restes à payer.......... | » | 88 48 | 185 00 | » | » | » |
| Achat de rentes.......... | » | 89.929 00 | 15.311 75 | 119.669 95 | » | » |
| Réfections et travaux extraordinaires........ | 18.076 21 | 40.609 27 | 47.311 24 | 68.266 79 | 39.880 55 | 19.631 93 |
| Résiliation de baux (Diderot) .............. | 13.850 00 | » | » | » | » | » |
| Remboursement de loyers (Diderot)........ | 8.955 00 | » | » | » | » | » |
| Aménagement des bureaux ............... | » | 20.275 47 | » | » | » | » |
| Mise en état des seize maisons ............... | » | » | 40.067 00 | 40.134 00 | » | » |
| Réparations, Maison des célibataires........... | » | » | 8.276 04 | » | » | » |
| Vienne, frais de poursuite, terrain Chaligny ........ | » | » | 239 90 | » | » | » |
| Aménagement, achat de mobilier, Annexe...... | » | » | » | » | » | 15.213 71 |
| Location, Annexe........ | » | » | » | » | » | 2.775 00 |
| Totaux des Dépenses .. | 566.847 33 | 668.924 63 | 683.423 02 | 788.538 57 | 584.269 40 | 587.121 50 |

# RECETTES

| NATURE DES RECETTES | 1887 | 1888 | 1889 | 1890 | 1891 | 1892 |
|---|---|---|---|---|---|---|
| | fr. c. | fr. c. | fr. c. | fr. c. | fr. c. | fr. c. |
| Prélèvement sur les fonds communs.............. | 614.200 00 | 400.300 00 | 400.115 00 | 328.000 00 | 612.500 00 | 386.000 00 |
| Abonnements et frais de séjour................. | 6.268 00 | 5.562 00 | 5.528 00 | 5.780 50 | 4.692 50 | 6.908 25 |
| Revenus des immeubles.. | 93.807 82 | 95.711 75 | 104.531 25 | 106.641 25 | 123.920 00 | 108.520 00 |
| Recettes diverses ........ | 7.006 75 | 12.540 26 | 7.437 58 | 6.214 14 | 6.437 53 | 6.386 48 |
| Rentes sur l'État......... | 57.722 75 | 74.361 50 | 60.369 75 | 60.462 00 | 62.188 25 | 67.568 50 |
| Retenues pour la retraite. | 2.305 16 | 1.868 87 | 1.901 48 | 1.613 24 | 1.576 93 | 1.553 50 |
| Maison des célibataires.. | (1) | 6.120 00 | 12.357 00 | 12.329 00 | 11.643 00 | 10.230 00 |
| Maison nationale de Charenton, indemnité.. | » | 1.000 00 | » | » | » | » |
| Services exécutés pour Vacassy............... | » | » | » | 1.247 61 | 1.762 73 | 1.593 70 |
| Produits, exploitation du potager................. | 16.116 66 | 15.540 33 | 17.960 05 | 16.833 16 | 15.391 54 | 14.058 75 |
| Retenues de comptabilité. | » | » | » | » | » | 647 99 |

(1) Compris dans les revenus des immeubles.

(*Voir la suite page 72.*)

DÉPENSES

| CHAPITRE PREMIER | 1887 | 1888 | 1889 | 1890 | 1891 | 1892 |
|---|---|---|---|---|---|---|
| | fr. c. | fr. c. | fr. c. | fr. c. | fr. c. | fr. c. |
| Personnel | 67.301 72 | 60.200 32 | 59.586 95 | 60.301 61 | 60.382 39 | 60.484 69 |
| Alimentation | 255.103 14 | 237.832 94 | 222 252 50 | 213.560 80 | 236.356 68 | 241.048 46 |
| Habillement | 36.261 56 | 35.913 08 | 35.795 61 | 18.672 46 | 20.333 15 | 20.812 00 |
| Blanchissage | 9.011 42 | 9 376 24 | 9.139 52 | 2.411 89 | 2.483 55 | 2.449 37 |
| Chauffage | 27.695 70 | 29.315 03 | 29.488 62 | 28.546 47 | 28.656 68 | 30.237 56 |
| Éclairage | 12.936 62 | 11.105 35 | 11.246 59 | 10.496 38 | 11.149 66 | 12.054 32 |
| Pharmacie | 12.835 53 | 11.152 58 | 13.451 26 | 11.676 44 | 10.134 22 | 10.315 47 |
| Salubrité | 10.009 54 | 11.762 45 | 16.028 80 | 16.127 52 | 14.625 39 | 15.726 30 |
| Entretien des machines et appareils | 14.942 00 | 14.942 00 | 14.942 00 | 15.830 50 | 16.719 00 | 16.719 00 |
| Entretien des bâtiments | 19.028 37 | 22.692 88 | 18.099 23 | 17.920 08 | 21.195 22 | 14.860 45 |
| Exploitation | 5.108 56 | 5.460 55 | 7.240 65 | 5.909 70 | 6.308 59 | 8.184 92 |
| Frais d'écurie et transports | 7.139 33 | 13.764 35 | 11.854 95 | 7.762 95 | 10.237 71 | 7.875 50 |
| Bibliothèque | 797 90 | 778 00 | 487 70 | 795 80 | 680 65 | 612 30 |
| Secours de sortie | 580 00 | 600 00 | 1.193 50 | 1.200 00 | 1.300 00 | 1.800 00 |
| Frais de bureaux | 2.816 67 | 3.437 15 | 3.184 67 | 3.038 82 | 3.145 02 | 3.065 33 |
| Dépenses diverses | 1.619 42 | 2.467 88 | 1.473 21 | 1.633 86 | 2.420 11 | 2.532 42 |
| Frais de culte | 1.057 00 | 933 10 | 584 85 | 180 25 | 260 75 | 232 35 |
| Entretien du mobilier | 13.895 88 | 13.175 48 | 12.497 81 | 10.854 06 | 10.208 39 | 11.459 09 |
| Consommation des produits | 15.540 48 | 14.342 31 | 16.811 05 | 16.298 80 | 14.829 88 | 13.615 19 |
| Salaire des journaliers, ouvrières et convalescents travailleurs | 3.798 73 | 4.286 55 | 4.196 10 | 3.241 50 | 15.163 26 | 14.901 64 |
| Fête Nationale | 609 40 | 774 27 | 1.158 12 | 607 30 | 587 30 | 547 27 |
| Gratifications et indemnités | 21.937 29 | 23.276 75 | 23.285 48 | 39.481 05 | 25.845 15 | 24.793 94 |
| Pensions et secours de retraite | 16 733 02 | 18.586 50 | 21.955 85 | 21.721 57 | 20.762 25 | 18.575 26 |
| Legs Laborie | » | 14.400 00 | 28.800 00 | 28.800 00 | 28.800 00 | 28.800 00 |

(Voir la suite page 73.)

## RECETTES

| NATURE DES RECETTES | 1887 | 1888 | 1889 | 1890 | 1891 | 1892 |
|---|---|---|---|---|---|---|
| | fr. c. | fr. c. | fr. c. | fr. c. | fr. c. | fr. c. |
| **RECETTES EXTRAORDINAIRES** | | | | | | |
| Legs Laborie............ | » | 800.000 00 | 28.801 00 | 28.801 00 | 28.801 00 | 28.801 00 |
| Legs Lelevain........... | » | 21.149 25 | » | » | » | » |
| Vente d'un pavillon...... | » | » | 3.500 00 | » | » | » |
| Excédent, excercice précédent............. | 5.673 66 | 4.649 18 | 10.329 54 | 22.760 39 | 14.736 10 | 85.525 03 |
| Totaux des Recettes.. | 803.100 80 | 1.438.803 14 | 652.830 65 | 590.682 29 | 883.649 58 | 717.793 20 |
| Totaux des Dépenses.. | 798.451 62 | 1.428.473 60 | 630.070 26 | 575.946 19 | 798.124 55 | 682.122 88 |
| Excédent de Recettes. | 4.649 18 | 10.329 54 | 22.760 39 | 14.736 10 | 85.525 03 | 35.670 32 |

DÉPENSES

| CHAPITRE PREMIER | 1887 | 1888 | 1889 | 1890 | 1891 | 1892 |
|---|---|---|---|---|---|---|
| | fr. c. | fr. c. | fr. c. | fr. c. | fr. c. | fr. c. |
| Frais d'exécution du legs Laborie | » | » | 582 00 | 592 60 | 686 00 | 530 00 |
| Location de l'Annexe | 9.000 00 | 9.000 00 | 8.000 00 | 8.000 00 | 8.000 00 | 8.000 00 |
| Entretien. chemin commun (Vacassy) | » | » | » | 200 00 | 200 00 | 200 00 |
| **DÉPENSES EXTRAORDINAIRES** | | | | | | |
| Restes à payer | » | » | » | » | » | » |
| Achat de rentes | 199.980 25 | 820.991 05 | 3.500 40 | » | 193.010 60 | 66.641 55 |
| Procès Deroche | » | » | 46.293 63 | » | » | » |
| Legs Lelevain | » | 162 25 | » | » | » | » |
| Médaille des établissements | » | 600 00 | » | » | » | » |
| Mobilier, Maison des célibataires | » | 14.994 70 | » | » | » | » |
| Réfections, travaux extraordinaires | 21.365 72 | 22.149 84 | 3.522 14 | 11.165 18 | 33.642 95 | 45.048 41 |
| Établissement de trottoirs, avenue de l'Asile | 11.346 37 | » | » | » | » | » |
| Exposition universelle | » | » | 3.417 07 | » | » | » |
| Achat d'un fourgon d'approvisionnements | » | » | » | 2.350 00 | » | » |
| Articles divers pour buanderie | » | » | » | 12.868 60 | » | » |
| Construction d'un égout | » | » | » | 3.700 00 | » | » |
| Totaux des Dépenses | 798.451 62 | 1.428.473 60 | 630.070 26 | 575.946 19 | 798.124 55 | 682.122 88 |

# RECETTES

| NATURE DES RECETTES | 1893 | 1894 | 1895 | 1896 | 1897 | 1898 |
|---|---|---|---|---|---|---|
| | fr. c. | fr. c. | fr. c. | fr. c. | fr. c. | fr. c. |
| Prélèvement sur les fonds communs | 420.000 00 | 434.000 00 | 434.000 00 | 434.000 00 | 434.000 00 | 481.600 00 |
| Abonnements et frais de séjour | 5.489 50 | 6.029 25 | 5.666 25 | 6.781 75 | 10.177 25 | 11.043 00 |
| Revenus des immeubles. | 107.030 00 | 113.845 00 | 114.197 50 | 114.969 00 | 122.220 00 | 109.860 00 |
| Recettes diverses | 4.574 71 | 6.933 25 | 4.754 91 | 3.804 59 | 4.871 60 | 4.537 85 |
| Rentes sur l'État | 68.693 50 | 68.076 00 | 67.933 50 | 68.131 00 | 69.829 00 | 71.532 50 |
| Retenues pour la retraite. | 2.184 70 | 3.897 14 | 2.784 64 | 2.857 09 | 3.288 42 | 3.780 55 |
| Maison des célibataires.. | 10.571 50 | 10.104 00 | 9.500 50 | 10.636 00 | 14.341 25 | 14.989 50 |
| Service exécuté pour Vacassy | 2.478 62 | 2.198 60 | 2.643 18 | 3.316 37 | 2.936 57 | 2.695 20 |
| Retenues de comptabilité. | 883 53 | 1.226 96 | 643 76 | 581 52 | » | » |
| Legs Laborie | 28.801 00 | 28.801 00 | 28.801 00 | 28.801 00 | 28.801 00 | 28.801 00 |
| Produits, exploitation du potager | 16.719 03 | 17.561 25 | 18.481 84 | 21.299 50 | 20.785 93 | 20.772 90 |

(*Voir la suite page 76.*)

# DÉPENSES

| CHAPITRE PREMIER | 1893 | 1894 | 1895 | 1896 | 1897 | 1898 |
|---|---|---|---|---|---|---|
| | fr. c. | fr. c. | fr. c. | fr. c. | fr. c. | fr. c. |
| Personnel | 62.917 62 | 66.803 82 | 68.532 89 | 69.406 35 | 68.870 51 | 73.898 75 |
| Alimentation | 234.822 78 | 236.417 91 | 241.807 58 | 234.055 73 | 243.202 22 | 230.399 87 |
| Habillement | 19.417 02 | 25.912 67 | 24.112 68 | 26.727 60 | 25.588 68 | 26.746 23 |
| Blanchissage | 2.451 92 | 2.544 31 | 2.389 02 | 2.401 67 | 2.597 91 | 2.404 74 |
| Chauffage | 30.334 83 | 26.616 41 | 24.343 80 | 27.808 13 | 27.090 94 | 27.756 46 |
| Éclairage | 12.133 18 | 12.137 97 | 12.361 73 | 12.258 78 | 12.372 05 | 14.210 11 |
| Pharmacie | 10.577 01 | 10.112 82 | 10.781 15 | 11.239 92 | 10.668 87 | 10.890 04 |
| Salubrité | 15.391 71 | 16.563 28 | 19.208 20 | 20.183 10 | 18.884 11 | 18.494 89 |
| Entretien des machines et appareils | 18.500 00 | 18.500 00 | 18.500 00 | 18.500 00 | 18.500 00 | 18.500 00 |
| Entretien des bâtiments | 13.995 79 | 17.519 92 | 15.375 26 | 15.944 70 | 23.048 57 | 15.025 30 |
| Exploitation | 8.906 38 | 12.131 57 | 9.899 82 | 10.988 63 | 10.023 42 | 9.595 00 |
| Frais d'écurie et transports | 9.837 40 | 16.560 07 | 10.129 77 | 11.095 97 | 16.531 10 | 12.030 16 |
| Bibliothèque | 709 80 | 793 85 | 737 55 | 755 45 | 702 05 | 754 75 |
| Secours de sortie | 2.200 00 | 3.000 00 | 5.600 00 | 6.200 00 | 5.809 70 | 5.857 00 |
| Frais de bureaux | 3.017 87 | 3.064 31 | 3.911 25 | 3.488 13 | 3.146 45 | 3.658 30 |
| Dépenses diverses | 3.093 57 | 3.179 85 | 2.647 52 | 2.679 66 | 2.220 40 | 2.216 55 |
| Frais de culte | 178 00 | 195 32 | 263 05 | 256 35 | 178 65 | 260 10 |
| Entretien du mobilier | 13.798 16 | 12.482 56 | 13.663 85 | 13.467 34 | 17.103 13 | 13.424 65 |
| Consommation des produits | 16.057 48 | 16.800 23 | 17.882 94 | 20.246 58 | 19.955 17 | 19.846 52 |
| Salaire des journaliers, ouvrières et convalescents travailleurs | 15.680 46 | 18.296 44 | 19.120 57 | 27.268 97 | 33.791 90 | 32.817 88 |
| Fête Nationale | 475 00 | 465 00 | 642 09 | 876 11 | 920 58 | 612 93 |
| Gratifications et indemnités | 27.135 76 | 27.559 57 | 26.567 04 | 26.401 10 | 28.833 38 | 27.858 49 |
| Pensions et secours de retraite | 17.152 53 | 16.083 32 | 15.663 00 | 15.590 50 | 19.275 08 | 21.303 16 |
| Legs Laborie | 28.800 00 | 28.800 00 | 28.800 00 | 28.800 00 | 28.800 00 | 28.800 00 |
| Frais d'exécution du legs Laborie | 551 60 | 996 10 | 682 00 | 676 00 | 545 00 | 500 50 |
| Capitalisation du 1/10 des rentes | 6.835 20 | 6.858 45 | 6.751 35 | 6.792 10 | 6.809 40 | 7.136 10 |
| Location de l'Annexe | 8.000 00 | 8.000 00 | 8.000 00 | 8.000 00 | 8.000 00 | 8.000 00 |
| Entretien, chemin commun, Vacassy | 200 00 | 200 00 | » | » | » | » |

(*Voir la suite page 77.*)

# RECETTES

| NATURE DES RECETTES | 1893 | 1894 | 1895 | 1896 | 1897 | 1898 |
|---|---|---|---|---|---|---|
| | fr. c. | fr. c. | fr. c. | fr. c. | fr. c. | fr. c. |
| **RECETTES EXTRAORDINAIRES** | | | | | | |
| Restes à recouvrer....... | » | 547 90 | » | » | » | » |
| Remboursement par les riverains de l'avenue de l'Asile................. | » | 3.000 00 | 3.000 00 | » | » | » |
| Remboursement d'un mur mitoyen rue Rondelet, par M. Sabatier......... | » | » | » | 700 58 | » | » |
| EXCÉDENT, exercice clos.. | 35.670 32 | 56.610 00 | 40.019 59 | 76.125 86 | 117.720 65 | 40.800 34 |
| TOTAUX DES RECETTES... | 703.096 41 | 752.831 21 | 732.426 67 | 772.004 26 | 818.971 67 | 790.412 84 |
| TOTAUX DES DÉPENSES... | 646.485 55 | 712.811 62 | 656.300 81 | 654.283 61 | 778.171 33 | 698.436 33 |
| EXCÉDENT DE RECETTES.. | 56.610 86 | 40.019 59 | 76.125 86 | 117.720 65 | 40.800 34 | 91.976 51 |

DÉPENSES

| CHAPITRE PREMIER | 1893 | 1894 | 1895 | 1896 | 1897 | 1898 |
|---|---|---|---|---|---|---|
| | fr. c. | fr. c. | fr. c. | fr. c. | fr. c. | fr. c. |
| Subvention à Charenton, chemin commun....... | » | » | 100 00 | 100 00 | 100 00 | 100 00 |
| Achat de couvertures de laine................. | » | » | 2.925 00 | 2.925 00 | 2.925 00 | » |
| **DÉPENSES EXTRAORDINAIRES** | | | | | | |
| Réfections, travaux extra-ordinaires ............. | 20.108 35 | 4.640 97 | 35.561 57 | 26.314 52 | 16.084 26 | 4.357 50 |
| Remaniement, service des bains ................. | 42.716 13 | » | » | » | » | » |
| Subvention à la commune pour un trottoir ........ | 400 00 | » | » | » | » | » |
| Transformation des bains | » | 31.585 06 | » | » | » | » |
| Agrandissement de la buanderie.............. | » | 58.989 84 | » | » | » | » |
| Cession de l'avenue de l'Asile.................. | » | 9.000 00 | 9.000 00 | » | » | » |
| Établissement d'un compteur, rue Rondelet...... | » | » | 340 13 | » | » | » |
| Reconstruction, calorifère Annexe.............. | » | » | » | 1.434 15 | » | » |
| Construction d'un mur mitoyen, Rondelet..... | » | » | » | 1.401 07 | » | » |
| Achat de rentes......... | » | » | » | » | 104.369 50 | » |
| Remise en état des chambres, Rondelet.......... | » | » | » | » | 1.223 30 | » |
| Branchement d'égout, Rondelet.............. | » | » | » | » | » | 13.167 10 |
| Construction d'une serre. | » | » | » | » | » | 13.566 00 |
| Ravalement des façades.. | » | » | » | » | » | 34.247 55 |
| TOTAUX DES DÉPENSES.... | 646.485 55 | 712.811 62 | 656.300 81 | 654.233 6 | 778.171 33 | 698.436 33 |

# RECETTES

| NATURE DES RECETTES | 1899 | 1900 | 1901 | 1902 | 1903 | 1904 |
|---|---|---|---|---|---|---|
| | fr. c. | fr. c. | fr. c. | fr. c. | fr. c. | fr. c. |
| Prélèvement sur les fonds communs | 434.000 00 | 434.000 00 | 434.000 00 | 684.000 00 | 434.000 00 | 424.000 00 |
| Abonnements et frais de séjour | 12.155 25 | 9.195 00 | 7.632 25 | 9.509 75 | 8.382 75 | 10.400 50 |
| Revenus des immeubles . | 109.862 50 | 112.225 00 | 112.538 70 | 112.225 00 | 105.725 00 | 112.225 00 |
| Recettes diverses | 4.766 54 | 4.664 77 | 4.831 13 | 6.032 76 | 7.246 55 | 6.836 23 |
| Rentes sur l'État | 71.742 00 | 71.953 50 | 74.153 75 | 81.601 25 | 84.856 00 | 85.115 75 |
| Retenues pour la retraite. | 4.114 53 | 3.488 94 | 3.665 17 | 3.334 10 | 3.558 93 | 3.578 46 |
| Maison des Célibataires.. | 15.385 50 | 15.521 25 | 12.861 00 | 12.695 00 | 12.897 00 | 13.180 00 |
| Services exécutés pour Vacassy | 2.595 06 | 2.989 87 | 2.833 82 | 3.019 27 | 3.144 01 | 2.013 45 |
| Legs Laboric | 28.801 00 | 28.801 00 | 28.801 00 | 28.801 00 | 28.801 00 | 28.801 00 |

(Voir la suite page 80.)

## DÉPENSES

| CHAPITRE PREMIER | 1899 | 1900 | 1901 | 1902 | 1903 | 1904 |
|---|---|---|---|---|---|---|
| | fr. c. | fr. c. | fr. c. | fr. c. | fr. c. | fr. c. |
| Personnel | 72.597 38 | 70.927 52 | 71.657 94 | 73.815 81 | 74.794 84 | 74.779 90 |
| Alimentation | 216.122 33 | 225.356 40 | 20).183 63 | 226.979 89 | 236.299 63 | 246.044 45 |
| Habillement | 21.251 10 | 19.038 76 | 22.167 55 | 21.970 84 | 21.816 27 | 21.890 64 |
| Blanchissage | 2.369 45 | 2.668 25 | 2.870 88 | 2.898 34 | 2.998 98 | 2.999 68 |
| Chauffage | 29.586 62 | 30.271 29 | 33.798 87 | 36.065 91 | 37.771 70 | 38.371 60 |
| Éclairage | 11.405 04 | 13.412 11 | 15.386 97 | 12.908 88 | 13.322 25 | 11.557 64 |
| Pharmacie | 10.473 00 | 9.415 13 | 10.709 52 | 9.497 52 | 10.065 21 | 11.500 36 |
| Salubrité | 20.577 09 | 19.110 46 | 18.586 40 | 17.516 44 | 17.612 91 | 15.014 03 |
| Entretien des machines et appareils | 18.500 00 | 18.500 00 | 18.800 00 | 15.961 00 | 15.960 00 | 16.510 00 |
| Entretien des bâtiments | 22.493 96 | 16.826 48 | 16.979 10 | 15.735 19 | 17.444 42 | 16.601 85 |
| Exploitation | 10.365 16 | 8.973 21 | 9.384 88 | 9.958 26 | 9.403 48 | 9.334 25 |
| Frais d'écurie et transports | 10.916 76 | 10.587 82 | 8.517 38 | 11.481 30 | 7.709 26 | 8.883 97 |
| Bibliothèque | 795 09 | 973 55 | 894 70 | 969 75 | 1.070 64 | 999 80 |
| Secours de sortie | 6.000 00 | 6.000 00 | 6.000 00 | 7.000 00 | 7.500 00 | 8.000 00 |
| Frais de bureaux | 3.500 40 | 3.326 48 | 3.340 19 | 3.319 96 | 2.623 72 | 2.646 79 |
| Dépenses diverses | 1.885 66 | 2.008 46 | 4.180 22 | 4.657 20 | 4.642 94 | 3.739 97 |
| Frais de culte | 92 00 | 143 10 | 48 75 | 99.65 | 53 50 | 54 20 |
| Entretien du mobilier | 12.603 02 | 13.736 09 | 13.998 98 | 13.325 20 | 15.881 61 | 16.674 39 |
| Consommation des produits | 17.851 07 | 18.434 26 | 20.294 35 | 20.105 59 | 25.598 42 | 18.434 01 |
| Salaire des journaliers, ouvrières et convalescents travaileurs | 26.964 15 | 28.860 61 | 28.491 95 | 28.994 08 | 28.973 59 | 28.923 75 |
| Fête Nationale | 439 20 | 1.095 15 | 802 25 | 812 91 | 683 16 | 830 79 |
| Gratifications et indemnités | 33.040 31 | 28.806 11 | 28.162 74 | 27.344 92 | 26.418 10 | 26.497 33 |
| Pensions et secours de retraite | 18.475 54 | 18.737 83 | 19.637 00 | 18.387 00 | 18.912 00 | 18.433 10 |
| Legs Laborie | 28.800 00 | 28.800 00 | 28.800 00 | 28.800 00 | 28.800 00 | 28.800 00 |
| Frais d'exécution du legs Laborie | 767 70 | 736 65 | 985 45 | 983 10 | 866 70 | 946 65 |
| Capitalisation du 1/10 des rentes | 7.133 60 | 7.169 75 | 7.192 85 | 7.608 75 | 8.518 90 | 8.483 90 |
| Location de l'Annexe | 8.000 00 | 8.000 00 | 8.000 00 | 8.000 00 | 6.000 00 | » |
| Entretien, chemin commun Charenton | 100 00 | 100 00 | 100 00 | 100 00 | 100 00 | 100 00 |
| Capitalisation des retenues pour la retraite | » | 3.466 70 | 3.519 70 | 2.971 70 | 3.381 10 | 3.543 05 |
| Achat de couvertures de laine | » | 1.000 00 | » | 1.000 00 | 1.000 00 | 1.000 00 |
| Vestiaire des convalescents | » | » | 1.000 00 | 1.000 00 | 1.000 00 | 1.000 00 |

(*Voir la suite page 81.*)

# RECETTES

| NATURE DES RECETTES | 1899 | 1900 | 1901 | 1902 | 1903 | 1904 |
|---|---|---|---|---|---|---|
| | fr. c. | fr. c. | fr. c. | fr. c. | fr. c. | fr. c. |
| Produits, exploitation du potager.............. | 19.231 45 | 19.739 25 | 21.699 67 | 21.587 78 | 22.011 30 | 19.978 94 |
| **RECETTES EXTRAORDINAIRES** | | | | | | |
| Remboursement par M. Bonhoure, ancien receveur.............. | » | » | » | 3.893 35 | » | » |
| Restes à recouvrer....... | » | » | » | » | 654 00 | 10.376 00 |
| Excédent, exercice clos. | 91.976 51 | 80.877 83 | 124.239 40 | 78.987 92 | 73.631 86 | 59.822 47 |
| Totaux des Recettes... | 794.630 34 | 783.456 41 | 827.255 89 | 1.045.687 18 | 784.908 40 | 776.327 80 |
| Totaux des Dépenses... | 713.752 51 | 659.217 01 | 748.267 97 | 972.055 32 | 725.085 93 | 693.496 12 |
| Excédent de Recettes.. | 80.877 83 | 124.239 40 | 78.987 92 | 73.631 86 | 59.822 47 | 82.831.68 |

DÉPENSES

| CHAPITRE PREMIER | 1899 | 1900 | 1901 | 1902 | 1903 | 1904 |
|---|---|---|---|---|---|---|
| | fr. c. | fr. c. | fr. c. | fr. c. | fr. c. | fr. c. |
| **DÉPENSES EXTRAORDINAIRES** | | | | | | |
| Construction de parloirs. | » | » | » | » | 21.343 50 | » |
| Clinique rue de Charenton | 1.742 97 | » | » | » | » | » |
| Réfections, travaux extra-ordinaires | 26.389 89 | 18.198 47 | 24.817 82 | 8.545 71 | 8.235 02 | 29.900 02 |
| Ravalement des façades.. | 10.471 19 | » | » | » | » | » |
| Installation du téléphone. | 1.452 98 | » | » | » | » | » |
| Transformation des lavabos | 36.733 31 | » | » | » | » | » |
| Réfection, peintures extérieures | 21.361 49 | » | » | » | » | » |
| Achat d'une voiture légère | 1.050 00 | » | » | » | » | » |
| Exposition universelle ... | 1.445 00 | » | » | » | » | » |
| Achat d'un piano | » | 941 50 | » | » | » | » |
| Appareil, projections lumineuses | » | 458 75 | » | » | » | » |
| Exposition universelle ... | » | 2.670 12 | » | » | » | » |
| Machine à écrire | » | 500 00 | » | » | » | » |
| Achat de rentes | » | 19.966 00 | 109.957 90 | 299.952 35 | » | » |
| Transfert de l'Annexe.... | » | » | » | 30.061 48 | » | » |
| Élagage et remplacement d'arbres | » | » | » | 499 50 | » | » |
| Tout à l'égout, Rondelet . | » | » | » | 2.727 09 | » | » |
| Restes à payer | » | » | » | » | 688 53 | » |
| Lumière électrique | » | » | » | » | 29.867 87 | » |
| Travaux de peinture, Rondelet | » | » | » | » | 2.577 63 | » |
| Transfert de l'Annexe, Indemnité aux Quinze-Vingts | » | » | » | » | 20.150 00 | » |
| Construction d'un pavillon d'infirmerie | » | » | » | » | » | 21.000 00 |
| Totaux des Dépenses .. | 713.752 51 | 659.217 01 | 748.267 97 | 972.055 32 | 725.085 93 | 693.496 12 |

# RECETTES

| NATURE DES RECETTES | 1905 | 1906 |
|---|---|---|
| | fr. c. | fr. c. |
| Prélèvement sur les fonds communs........................ | 624.000 00 | 434.000 00 |
| Abonnement et frais de séjour............................ | 9.300 25 | 28.421 25 |
| Revenus des immeubles................................. | 99.225 00 | 112.225 00 |
| Recettes diverses...................................... | 8.538 82 | 7.713 10 |
| Rentes sur l'État...................................... | 85.376 00 | 85.516 50 |
| Retenues pour la retraite............................... | 3.953 28 | 4.385 01 |
| Maison des célibataires................................. | 13.654 50 | 14.634 00 |
| Services exécutés pour Vacassy.......................... | 2.396 74 | 2.159 23 |
| Legs Laborie......................................... | 28.801 00 | 28.801 00 |
| Produits, exploitation du potager......................... | 20.588 85 | 19.791 24 |

(*Voir la suite page 84.*)

DÉPENSES

| CHAPITRE PREMIER | 1905 | 1906 |
|---|---|---|
|  | fr. c. | fr. c. |
| Personnel | 77.373 13 | 83.603 78 |
| Alimentation | 245.157 69 | 240.682 37 |
| Habillement | 24.166 77 | 24.827 23 |
| Blanchissage | 3.156 17 | 3.243 97 |
| Chauffage | 38.052 69 | 38.676 06 |
| Éclairage | 12.833 05 | 13.362 00 |
| Pharmacie | 10.627 82 | 11.189 35 |
| Salubrité | 14.698 03 | 17.459 14 |
| Entretien des machines et appareils | 17.060 00 | 17.060 00 |
| Entretien des bâtiments | 15.339 14 | 20.303 26 |
| Exploitation | 12.798 85 | 11.964 22 |
| Frais d'écurie et de transports | 14.045 63 | 12.570 05 |
| Bibliothèque | 999 75 | 937 15 |
| Secours de sortie | 9.000 00 | 9.407 50 |
| Frais de bureaux | 3.313 33 | 3.273 99 |
| Dépenses diverses | 5.581 19 | 2.758 56 |
| Frais de culte | 144 00 | 54 00 |
| Entretien du mobilier | 16.784 19 | 15.764 45 |
| Consommation des produits | 19.124 32 | 18.248 04 |
| Salaire des journaliers, ouvrières et convalescents travailleurs | 28.737 35 | 28.525 44 |
| Fête Nationale | 849 07 | 825 26 |
| Gratifications et indemnités | 27.888 40 | 26.726 54 |
| Pensions et secours de retraite | 17.607 00 | 17.561 25 |
| Legs Laborie | 28.800 00 | 28.800 00 |
| Frais d'exécution du legs Laborie | 929 25 | 2.114 85 |
| Capitalisation du 1/10 des rentes | 8.506 65 | 8.514 40 |

(*Voir la suite page 85.*)

## RECETTES.

| NATURE DES RECETTES | 1905 | 1906 |
|---|---|---|
| | fr. c. | fr. c. |
| **RECETTES EXTRAORDINAIRES** | | |
| Restes à recouvrer | 4.171 50 | 20.869 00 |
| Reprise sur cautionnement Denel | 1.522 04 | |
| Excédent d'exercice clos | 82.831 68 | 131.772 37 |
| Totaux des Recettes | 984.359 66 | 890.287 70 |
| Totaux des Dépenses | 852.587 29 | 822.050 97 |
| Excédent de Recettes | 131.772 37 | 68.236 73 |

DÉPENSES

| CHAPITRE PREMIER | 1905 | 1906 |
|---|---|---|
| | fr. c. | fr. c. |
| Entretien, chemin commun, Charenton | 100 00 | 100 00 |
| Capitalisation des retenues pour la retraite | 6.389 10 | 3.964 55 |
| Achat de couvertures de laine | 2.000 00 | 968 00 |
| Vestiaire des convalescents | 1.050 00 | 1.100 00 |
| **DÉPENSES EXTRAORDINAIRES** | | |
| Infirmerie | 160.062 25 | 20.652 39 |
| Exposition de Liége | 558 75 | » |
| Installation d'un service d'incendie | 1.970 85 | » |
| Frais du service, accidents du travail | 1.533 70 | » |
| Installation, lumière électrique | 3.000 00 | » |
| Peinture, rue Rondelet | 1.451 19 | » |
| Ravalement, — | 2.651 25 | » |
| Réfections, travaux extraordinaires | 18.246 73 | 17.226 69 |
| Calorifère des bureaux | | 6.717 25 |
| Travaux de couverture, Rondelet | | 2.368 89 |
| Souches cheminées, — | | 930 62 |
| Réfection de zinc, — | | 1.606 86 |
| Veilleuses électriques | | 2.497 25 |
| Subvention à la commune de Saint-Maurice | | 1.000 00 |
| Calorifère, Rondelet | | 1.045 86 |
| Travaux couverture, maçonnerie, Chaligny | | 3.438 05 |
| Achat de rentes | | 99.981 70 |
| TOTAUX DES DÉPENSES | 852.587 29 | 822.050 97 |

L'impression qui résulte de l'examen général des tableaux ci-dessus est l'augmentation toujours croissante des dépenses ; il eut été d'ailleurs difficile qu'il en fût autrement, l'Asile ne pouvant échapper aux règles de la vie économique moderne.

La plus grosse partie de cette augmentation provient des articles « Personnel », « Salaire des journaliers ». et « Gratifications et indemnités ». Si l'on considère que l'Asile s'est trouvé dans des conditions à peu près identiques depuis 1869 (époque où avaient eu lieu les agrandissements de 1861-1862-1867 et 1868) jusqu'en 1904, on constatera que l'ensemble de ces trois chapitres qui s'élevait en 1869 à 75.025 francs se trouve en 1904 être de 130.200 francs. Il a donc subi une augmentation des 5/8.

1905 et 1906 pèsent encore plus lourdement sur cette partie du budget, car ces deux années ont supporté : 1° l'ouverture de l'infirmerie et l'accroissement de l'effectif des convalescents et, par suite, du personnel ; 2° l'application du nouveau règlement du personnel moyen et subalterne dont les gages ont été augmentés ; 3° enfin l'application de la loi sur le repos hebdomadaire. Aussi le chapitre « Personnel » est-il passé de 74.774 francs en 1904, à 77.373 francs en 1905 et 83.603 francs en 1906.

D'ailleurs si l'on examine les progressions successives, on trouve, pour chacune d'elles, une explication aussi naturelle et aussi légitime. Ces augmentations ont eu, dans certains cas, pour conséquence la diminution correspondante d'autres articles.

L'examen article par article des dépenses annuelles donnerait certainement lieu à des considérations intéressantes, mais nous entraînerait trop loin : les conclusions pratiques qui résultent de cet examen peuvent être mises à profit pour l'administration ultérieure de l'Asile.

Enfin l'examen des recettes démontre que les prélèvements sur le fond commun aux Asiles des convalescents et du Vésinet déposés au Trésor constituent l'apport le plus important.

Les rentes sur l'État qui ont commencé à figurer aux comptes de 1861 pour 101 francs, s'élèvent en 1906 à 85.516 francs, de 1860 à 1906 il a été dépensé 323.907 francs en achat de rente.

C'est à l'acquisition de ces rentes et parfois aussi à l'exécution de gros travaux que sont dues les surélévations de dépenses apparentes que l'on constate certaines années.

Le legs Laborie (800.000 francs) encaissé en 1888 continue depuis lors à produire un intérêt de 28.801 francs distribués en secours.

Enfin les produits de l'exploitation qui étaient en 1869 de 7.000 francs s'élèvent à environ 20.000 francs durant ces dernières années compensant ainsi l'élévation des salaires des journaliers et convalescents travailleurs dont nous parlions tout à l'heure.

La situation financière de l'Asile n'a donc jamais cessé d'être bonne et il y a lieu de s'en féliciter au moment où l'accroissement de la population des hôpitaux de Paris laisse prévoir, comme conséquence indispensable un nouveau développement des services de l'Asile.

# RÉSUMÉ ANNÉE PAR ANNÉE

## de 1857 à 1906.

## DES ÉVÉNEMENTS INTÉRESSANTS

### ET DES TRAVAUX IMPORTANTS

[illegible]

[illegible]

[illegible]

[illegible]

## 1857

31 août. — Inauguration de l'Asile.

1er septembre. — Ouverture aux convalescents.

## 1858

Décision fixant à 15 francs la somme à verser par l'Assistance publique sur la fondation Montyon, par convalescent envoyé des hôpitaux ou des bureaux de bienfaisance. Mais l'Assistance publique établit une destination entre les malades ayant droit à la subvention Montyon et ceux qui n'y ont pas droit ; en sorte que sur 4.207 convalescents venant des hôpitaux, l'Assistance publique n'a payé que pour 1891, soit 28.365 francs ; 2.316 convalescents ont ainsi été reçus gratuitement. En réalité ces 4.207 pensionnaires ont coûté 220.000 francs à l'Asile. Protestation de la Commission consultative et du Directeur.

Construction de la maison du jardin du Bois à l'angle du saut-de-loup.

Construction du bâtiment du chantier et ateliers.

Commencement de deux autres bâtiments symétriques pour les écuries.

Circulaire du 16 septembre invitant les bureaux de bienfaisance à envoyer directement leurs convalescents à l'Asile.

## 1859

Les dix maisons du boulevard Mazas sont ouvertes vers le mois d'août. Elles comprennent 311 logements et 36 boutiques ; le produit a été de 15.893 fr. 50.

Fin de la construction des écuries.

Construction d'une chapelle des morts.

Réfection du fourneau de cuisine qui était insuffisant.

Travaux des fosses et de canalisation commencés et interrompus, à la suite des plaintes de la Maison impériale de Charenton.

## 1860

Le Directeur et la Commission continuent à protester contre l'insuffisance des allocations sur la subvention Montyon qui n'ont été que de 49.395 francs pour 5.642 convalescents envoyés par les hôpitaux alors que la dépense a été pour ces convalescents de plus de 330.000 francs.

## 1861

Par décision ministérielle, à partir du 1er novembre 1861, l'Assistance publique versera au fonds commun des asiles impériaux une somme annuelle forfaitaire de 75.000 francs et enverra ses convalescents à Vincennes et au Vésinet sans faire de distinction entre ceux qui auront et ceux qui n'auront pas droit au prix Montyon.

Etablissement d'un branchement pour recevoir les eaux de la ville en cas de besoin au prix de 0 fr. 38 le mètre cube.

Visite de l'Empereur et de l'Impératrice à l'improviste le 26 mai à six heures du soir. Ils donnent des ordres pour agrandir l'Asile.

## 1862

Le décret du 29 mars 1862 relatif aux retenues à opérer en vue de la retraite est appliqué à partir du 1er avril 1862.

L'agrandissement de l'Asile permettra d'avoir 125 lits de plus en 1863. Il comprend l'exhaussement d'un étage des bâtiments A et B et la construction des bâtiments C et D (voir le plan des agrandissements). Les travaux sont payés sur les fonds de l'État.

Cession à l'Asile de 2.041 mètres de terrain par la ville de Paris à l'angle nord-ouest du parc.

## 1863

Première année des versements pour la retraite. La Commission consultative demande à ce que ces versements soient placés pour constituer un fonds de réserve destiné à payer les retraites.

## 1864

Construction du saut-de-loup.

Peinture des bâtiments de l'Asile.

## 1865

Reconstruction de deux calorifères.

Achat d'un omnibus.

Forage du puits pour rechercher une plus grande quantité d'eau.

Inauguration d'un buste de l'Impératrice.

## 1866

Ameublement de la Maison des célibataires.

15 août. — Inauguration de la Maison des célibataires.

Achat d'une voiture tapissière.

Ouverture des conférences aux convalescents.

Travail des notices destinées à l'ouvrage sur les établissements généraux de bienfaisance.

Installation de contrôleurs de ronde.

Au mois d'avril nouvelle visite à l'improviste de l'Empereur et de l'Impératrice. A la suite de cette visite nouveaux projets d'agrandissement.

## 1867

Travaux d'agrandissements.

Construction d'un pavillon pour contagieux (aile nord voisine des écuries) et pour enfants convalescents (aile sud près du chantier de charbon).
(E et F du plan).

Pour la première fois des grands travaux apparaissent dans le budget de l'Asile.

Appropriation de logements d'employés (pavillon du nord en bordure du jardin potager).

L'approfondissement du puits ne donne pas des résultats suffisants.

Continuation des conférences.

## 1868

Frais de conférences : 4.900 francs, dont 1.000 francs pour frapper des médailles d'or données sur l'ordre de l'Impératrice aux conférenciers.

Continuation d'agrandissement de l'Asile et installation du quartier des varioleux et du quartier d'enfants. L'admission des enfants est ajournée.

La Maison des célibataires n'est pas fréquentée; le mouvement politique en serait la cause.

Le Ministre n'approuve pas les concerts et fêtes donnés aux convalescents. Le Directeur proteste et insiste en faveur des divertissements intellectuels.

Travaux du saut-de-loup.

Nomination d'un deuxième médecin-chef.

## 1869

Le quartier destiné aux enfants est affecté à l'infirmerie.


## 1870

Par décision ministérielle du 25 août 1870, l'Asile des convalescents a été transformé en ambulance militaire et a évacué successivement les convalescents pour recevoir les militaires blesćss ou malades envoyés par l'administration de la Guerre. Le personnel et le matériel de l'Établissement ont été affectés au service d'ambulance.

Du 6 septembre au 31 décembre le nombre des militaires blessés ou malades a été de :

| | |
|---|---:|
| Septembre | 886 |
| Octobre | 650 |
| Novembre | 661 |
| Décembre | 631 |
| Total | 2.828 |

représentant 56.214 journées.

111 militaires sont décédés dont 55 de fièvre typhoïde, 4 de variole, 9 de dysenterie, 15 de blessures de guerre, les autres d'affections diverses.

Les locataires abandonnent les maisons du boulevard Mazas et les locataires restants obtiennent des réductions ou remises de loyers. La Maison des célibataires est affectée au logement des gardes mobiles et le rez-de-chaussée devient une école communale, d'où réduction considérable du produit des immeubles en 1870 et 1871.


## 1871

Entrées des militaires malades ou blessés :

| | | |
|---|---|---:|
| Janvier | | 494 |
| Février | | 3 |
| Mars | Guerre de la Commune | 8 |
| Avril | | 15 |
| Mai | | 3 |
| Juin | | 1 |
| Total | | 524 |

dont 123 décédèrent.

Une décision ministérielle du 21 juillet 1871 rend l'Asile à sa destination normale ; on opère l'évacuation des militaires blessés et malades sur l'hôpital de Vincennes et le 25 juillet les convalescents sont admis à nouveau sur la base de 250 pensionnaires.

L'intendance verse à l'Asile une somme de 127.991 francs pour traitement de 3.352 officiers ou soldats, du 6 septembre 1870 au 21 juillet 1871. La moyenne de séjour de ces militaires fut de 32 jours ; 234 sont décédés, soit 7 p. 100.

Le Directeur de l'Asile est fait commandeur de la Légion d'honneur, le D<sup>r</sup> du Mesnil, médecin de l'Asile et le D<sup>r</sup> Bergeron, médecin traitant de l'ambulance, chevaliers.

## 1872

L'Asile, comme propriétaire des immeubles du boulevard Mazas touche une indemnité de guerre de 17.760 francs.

Fermeture de la galerie des bains.

## 1873

Les médecins se plaignent des parquets en sapin et le Directeur demande à établir un caniveau autour de la maison afin de diminuer l'humidité qui résulte de l'absence de cheneaux et de tuyaux de descente.

## 1876

Installation d'une petite station météorologique.

## 1878

Pose de gouttières.

Établissement de plans pour l'exposition universelle (1.178 fr. 50 payés par le Ministère).

## 1880

Division des fonctions de receveur et d'économe.

Première célébration de la Fête nationale et gratifications.

Installation d'un service spécial de variole en raison d'une épidémie qui règne à Paris.

## 1881

Aménagement des bureaux et logements d'employés.

Location des maisons du boulevard Diderot à MM. Le Boucher et Grosclaude moyennant 106.000 francs.

## 1882

Réfection des parquets en chêne.

Installation de réservoirs dans les combles.

Appropriation des appartements du Directeur.

Réfection des générateurs à vapeur.

Assainissement du pavillon des varioleux.

Le Directeur impose (!!) aux sous-agents l'obligation de verser à la Caisse d'épargne ; 44 agents versent 7.135 francs.

Suppression de l'atelier de cordonnier, de la porcherie et de la basse-cour.

Prorogation de la location Le Boucher-Grosclaude jusqu'en 1924 moyennant la construction à leurs frais de 9 maisons.

Mise en location principale pour 18 années moyennant 8.101 francs de la Maison des céliba'aires.

Éclairage par la municipalité de l'avenue de l'Asile.

## 1883

Réglement du 2 février 1883 relatif à la vie intérieure des convalescents.

Réglement spécial du personnel du 21 décembre 1883.

Ravalement du bâtiment.

Curage du puits.

Clôture des galeries des deux pavillons.

Vente d'un terrain avenue de l'Asile (loué 40 francs) au prix de 15.400 francs.

On installe une palissade au-dessus du saut-de-loup.

Deux maisons sont construites par M. Le Boucher et Grosclaude qui exécutent aussi pour 80.000 francs (remboursés par l'Asile) de réparations aux immeubles qui leur sont loués.

Le locataire principal de la Maison des célibataires et l'Asile (celui-ci pour 8.000 francs) font aussi des réparations, 4, rue Rondelet.

## 1884

MM. Le Boucher et Grosclaude construisent deux autres maisons.

## 1886

Ouverture de l'Annexe de l'Asile le 6 juillet 1886, 32, rue de Charenton.

## 1887

Carrelage des galeries intérieures.

Réfection des souches de cheminées.

Établissement du réservoir d'eau commun aux trois asiles.

Le bail Harouard de la Maison des célibataires est résilié. Régie.

Ouverture du pavillon des varioleux.

## 1888

Réouverture du service d'hydrothérapie.

Continuation du carrelage des galeries.

Réduction du personnel subalterne.

Encaissement du legs Laborie.

Laïcisation des services (les religieuses remplacées par les sous-surveillantes).

Suppression de l'aumônier; le service religieux est assuré par le clergé de Saint-Maurice.

## 1889

Vente d'un pavillon situé dans la cour de la Maison des célibataires.

## 1891

Carrelage du réfectoire.

Acquisition et transformation de sommiers.

Fermeture définitive du pavillon des varioleux.

6*

## 1892

Parquet des infirmeries du rez-de-chaussée.

Carrelage de l'office et du deuxième réfectoire.

Agrandissement des bureaux.

Couverture de la cour des voitures.

## 1893

Remplacement de la bascule.

Couverture de la cour du chantier au charbon.

Réfection des bains.

Chauffage des salles de jeux et de chant.

Arrêté du 10 février fixant les cadres du personnel.

Arrêté du 11 juillet fixant les avantages en nature.

Arrêté du 12 juillet réglant la nomination, l'avancement, l'application des peines disciplinaires et les versements à la Caisse des retraites du personnel.

## 1894

Continuation de l'agrandissement des bains.

Agrandissement de la buanderie.

Ouverture d'une grille dans le mur de la rue du Val-d'Osne.

Cession de l'avenue de l'Asile à la commune de Saint-Maurice.

## 1895

Aménagement nouveau du champ d'étendage, des salles de linge sale, de pliage et annexe de la buanderie.

Assainissement des cabinets.

Installation du monte-charge de la cuisine.

## 1896

Agrandissement de l'écurie.

Installation du bureau de la surveillante de la cuisine, d'une véranda à la loge de la concierge, d'une fosse à purin, du bassin des chevaux.

Continuation de la transformation des cabinets d'aisances.

## 1897

Installation d'un appareil à glace.

Remise en état de l'appartement du Directeur.

Remise en état de 38 chambres à la Maison des célibataires.

Réfection des cabinets d'aisances et du fourneau auxiliaire de la cuisine.

## 1898

Construction de la grande serre.

Installation du tout-à-l'égout à l'hôtel des célibataires.

Couverture complète de la cour des écuries.

Ravalement des façades de l'Asile.

## 1899

Installation d'une clinique à l'Annexe, mais ce projet est abandonné une fois les travaux exécutés.

Ravalement des façades.

Installation des chauffe-assiettes à vapeur du réfectoire.

Installation du téléphone.

Installation du logement du secrétaire de la Direction.

Transformation des lavabos.

## 1900

Par dépêche en date du 26 octobre 1900, M. le Président du Conseil, Ministre de l'Intérieur et des Cultes, décide que l'Asile national de Vincennes portera désormais dans la pratique le nom d'Asile National des convalescents, à Saint-Maurice (Seine).

Les erreurs journalières commises soit par les personnes qui se rendaient à l'Asile, soit pour les envois par la poste ou par les chemins de fer, étaient déterminées par le dénominatiom impropre d'Asile de Vincennes donnée à un établissement situé en réalité à Saint-Maurice. Vincennes et Saint-Maurice sont distants l'un de l'autre d'environ 4 kilomètres. Les moyens de transports à employer pour s'y rendre de Paris sont absolument différents et chaque ville possède son bureau de poste distinct. De là la décision ministérielle.

L'entrée de l'Asile est interdite aux malades atteints d'affection tuberculeuse des voies respiratoires.

Achat d'un piano; d'un appareil à projections; d'une machine à écrire; impression d'une brochure illustrée sur l'Asile.

Participation à l'Exposition internationale.

Aménagement de l'ancien pavillon des varioleux en logements pour les employés mariés.

## Œuvre du vestiaire.

Une décision ministérielle autorise la création d'une œuvre du vestiaire des convalescents destinée à pourvoir d'objets de vêture les convalescents sortants de l'Asile qui en sont dépourvus. Cette œuvre est ainsi alimentée :

1° par une subvention de 1.000 francs qui a été portée à 1.100 francs en 1906, versée par l'Asile;

2° par les dons en argent ou en nature ;

3° par le produit de la location de la salle des fêtes ;

4° par les vêtements de réforme venant des employés et pensionnaires des Asiles des convalescents et Vacassy.

Du 1er janvier 1901 au 31 décembre 1906, il a été distribué 6.092 pièces ainsi réparties :

| | |
|---|---|
| pantalons | 1.805 |
| vestons | 1.503 |
| gilets | 566 |
| chemises | 475 |
| paires de chaussettes | 586 |
| paires de chaussures | 824 |
| chapeaux | 117 |
| gilets de tricot | 126 |
| caleçons | 68 |
| gilets de travail | 14 |
| mouchoirs | 8 |

La dépense de l'Asile pendant la même période de six ans a été seulement de 7.052 francs.

## 1901

Transformation des cabinets d'aisances.

Travaux d'égouts.

Construction d'une fosse à incinérer les ordures.

Réfection du poêle de la bibliothèque.

Couverture des salles de jeux et de chant.

Pose de linoléum dans la salle de jeux.

## 1902

Application de la loi sur les accidents du travail en ce qui concerne les frais d'hospitalisation des blessés.

Lifficultés et procès avec les patrons et compagnies.

Transfert de l'Annexe du n° 32 de la rue de Charenton au n° 4 de la rue Rondelet (Hôtel des célibataires).

Construction d'un dortoir et aménagement des boutiques pour l'installation de l'Annexe au rez-de-chaussée de l'Hôtel.

## 1903

Difficultés pour la perception des frais d'hospitalisation des blessés du travail.

Nomination d'un séquestre judiciaire (Mᵉ Marcellier) pour gérer les immeubles loués à MM. Le Boucher et Grosclaude.

Construction au midi d'un grand hangar-abri pour les convalescents.

Installation de la lumière électrique.

Peinture des chambres de la Maison des célibataires.

Paiement d'une indemnité de 20.000 francs à l'hospice des Quinze-Vingts pour indemnité à la suite du transfert de l'Annexe.

Construction de deux grands parloirs.

## Nouveaux parloirs.

L'unique parloir situé à côté de la salle d'admission, pouvait à peine contenir 200 personnes. Aussi pendant le mauvais temps la foule des visiteurs qui comprend parfois 1.000 à 1.500 personnes, s'entassait-elle dans ce parloir au grand détriment de l'hygiène et débordait-elle dans les couloirs et les locaux voisins. Deux nouveaux parloirs (G H du plan) contigus à une galerie couverte permettent aujourd'hui d'offrir un abri spacieux aux convalescents et à leurs familles pendant les heures de visite du jeudi et du dimanche.

Les parloirs ont coûté 28.982 francs.

## Hangars-abris.

Des abris analogues aux galeries de cure des sanatoriums pour tuberculeux sont construits. On y a installé des tables, des bancs et des jeux. Bien exposés au midi, ils sont constamment ouverts aux convalescents, qui peuvent, pendant les ondées du printemps et de l'automne ou durant les beaux jours de l'hiver, y continuer la cure d'air qui constitue l'un des plus puissants facteurs d'une bonne convalescence.

Les abris ont coûté 6.665 francs.

## 1904

Carrelage céramique des nouveaux parloirs.

Peinture des cabinets, de la salle de jeux, de la salle de chant.

Couverture du pavillon du bois, de la cuisine, du pavillon des surveillantes.

Peintures sur panneau décoratif à la salle de chant par M. Serailler, artiste-peintre convalescent.

Commencement des travaux de la nouvelle infirmerie.

Une décision ministérielle autorise le Directeur à donner des prolongations de 3 jours aux pensionnaires de l'Annexe.

## 1905

Loi militaire réservant la totalité des emplois de commis aux écritures, personnel secondaire et subalterne aux sous-officiers et soldats rengagés.

Nouveau règlement du personnel secondaire et subalterne du 30 juin.

Loi sur le repos hebdomadaire.

L'application de ces deux lois et de ce règlement entraînent une augmentation du personnel, des dépenses nouvelles et des difficultés d'exécution incessantes.

Achèvement du pavillon de l'infirmerie.

Dépense totale : 207.832 francs ; le nouveau comprend : au sous-sol, les calorifères et de grands magasins de mobilier ; au rez-de-chaussée, 4 dortoirs de 10 lits, salle de réunion, réfectoire et deux chambres d'isolement ; au 1er étage, logements et chambres d'employés.

Installation d'un service d'incendie.

Couverture du pavillon de l'horloge, de la lingerie.

Réfection de cabinets.

Participation à l'Exposition de Liége.

Peinture des bains et du vestibule du réfectoire.

Ravalement rue Rondelet.

Achat de chevaux.

Subvention à la commune de Saint-Maurice qui s'engage à interdire tout débit d'alcool dans la maison qui sera élevée à l'angle à droite de l'avenue de l'Asile et de la rue du Val-d'Osne sur un terrain vendu par cette commune.

## 1906

Nouvelle organisation du service religieux nécessitée par la séparation des Églises et de l'État.

Le paiement des frais d'hospitalisation pour accidents du travail se fait plus aisément et le rendement augmente sensiblement.

Travaux de peinture.

Carrelage-dallage en ciment et couvertures.

Réfection de la couverture et souches de cheminée rue Rondelet n° 4.

Installation d'un calorifère à basse pression dans les bureaux.

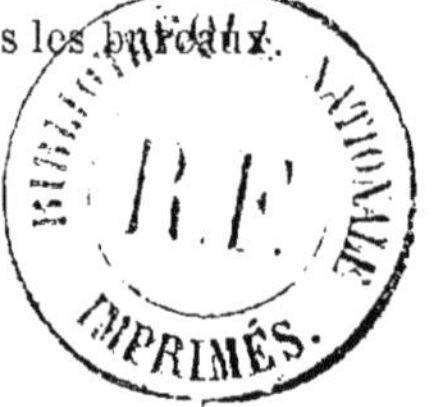

MELUN. IMPRIMERIE ADMINISTRATIVE — CONV. 136 Y

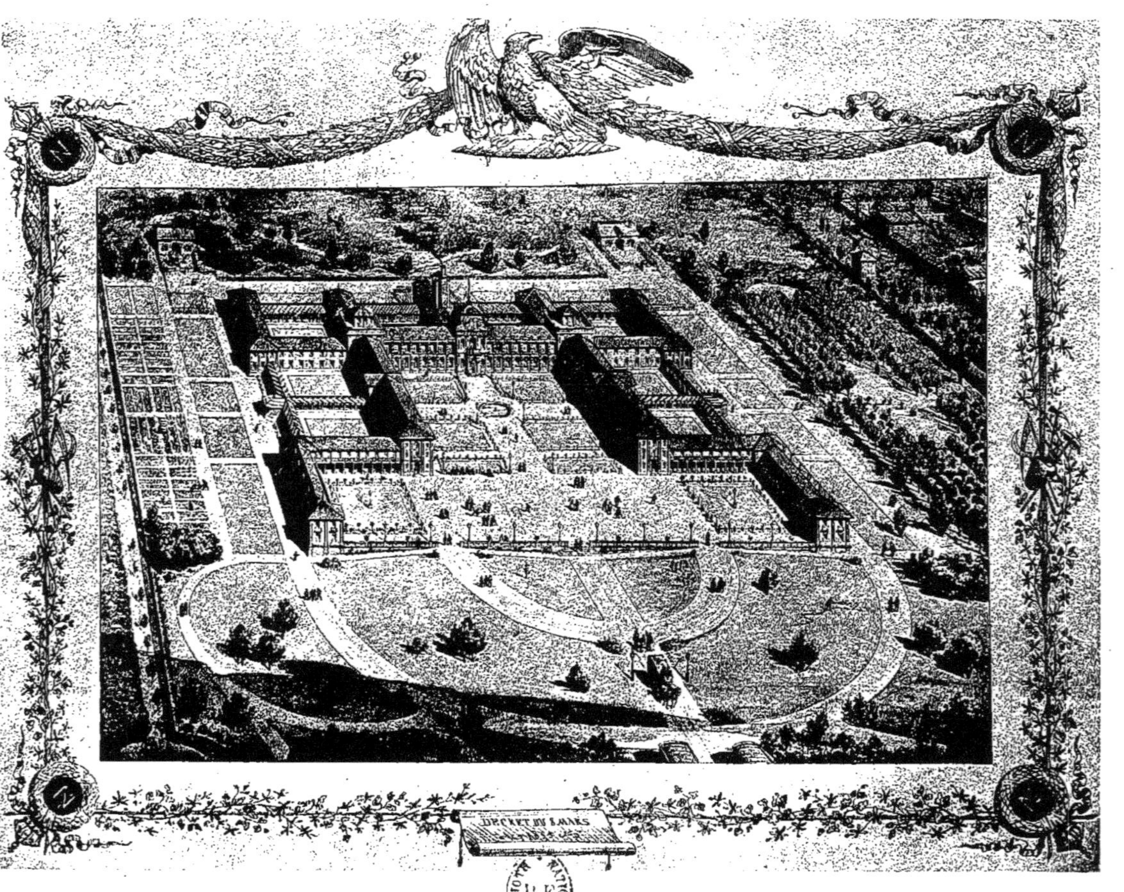

Vue générale de l'Asile.

1857

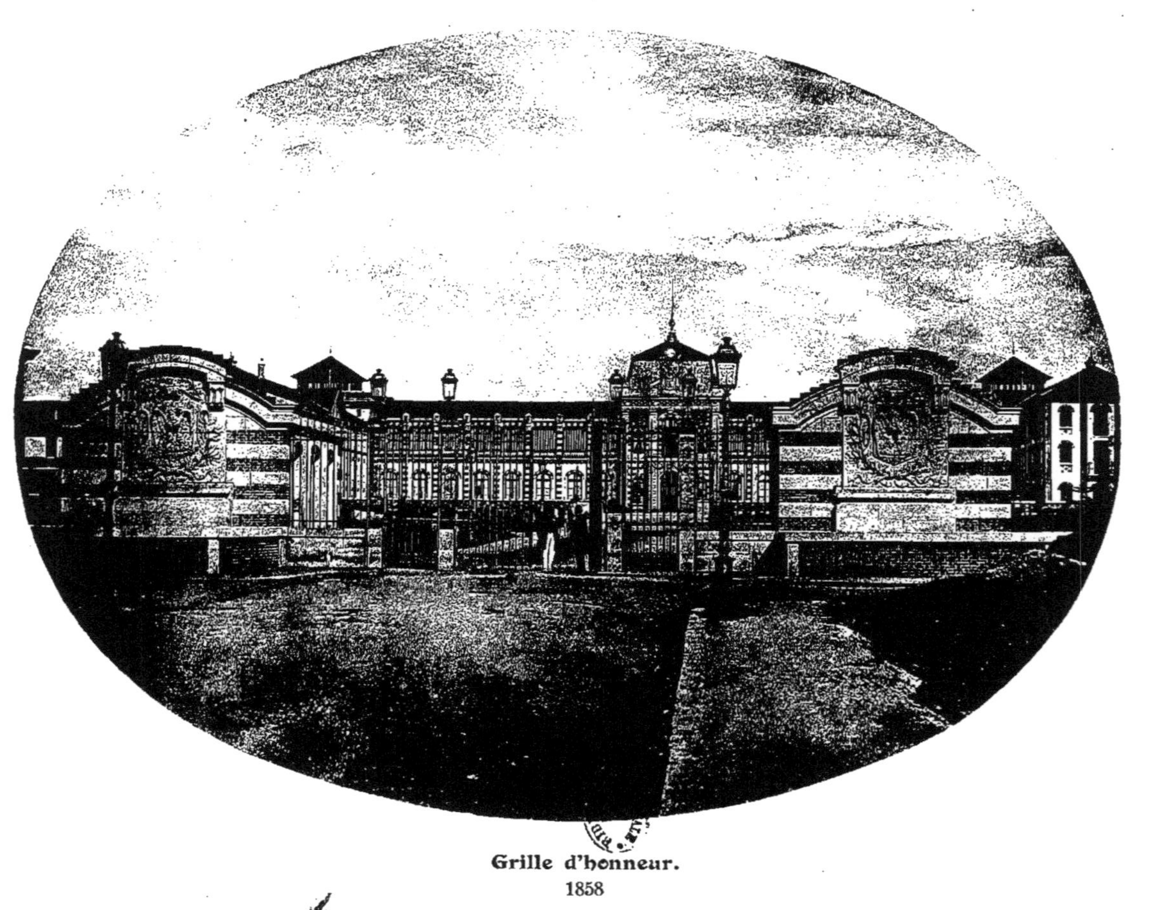

Grille d'honneur.
1858

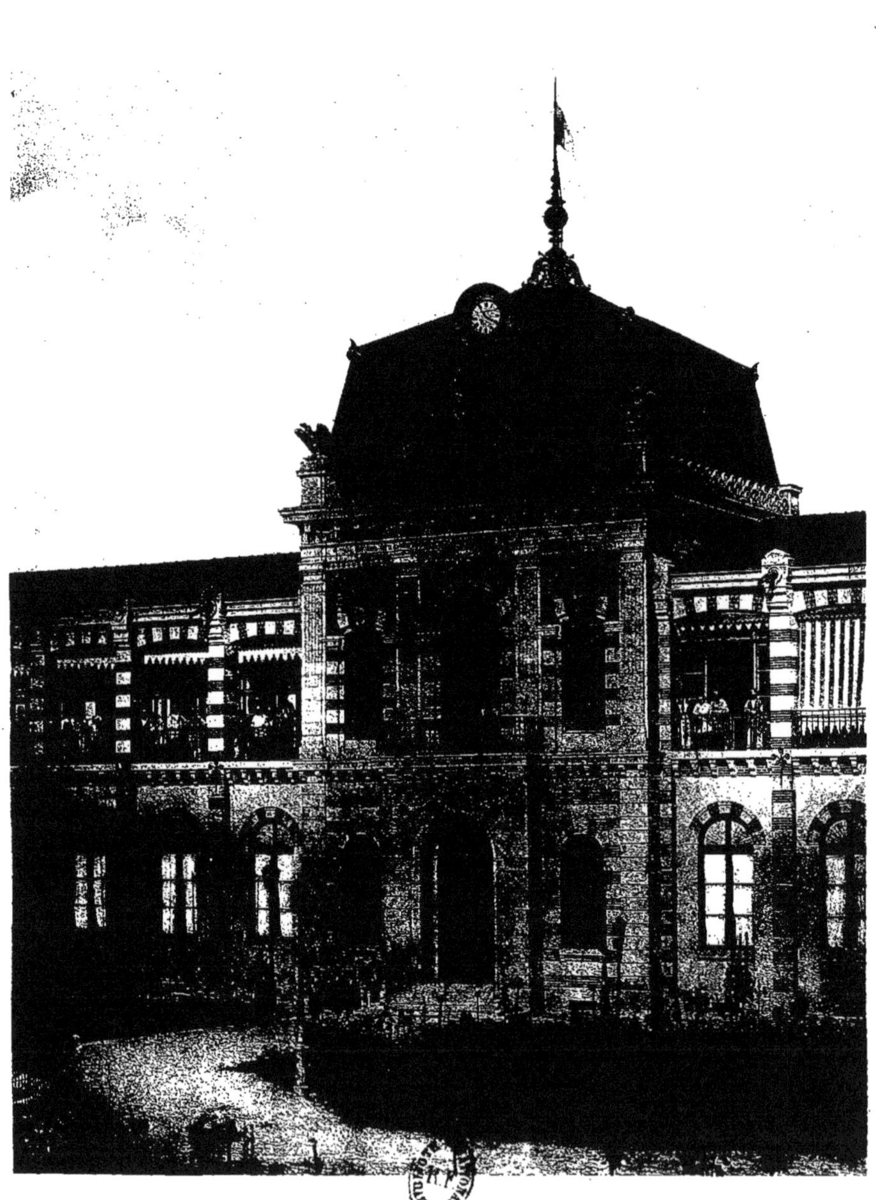

Pavillon central.
1858

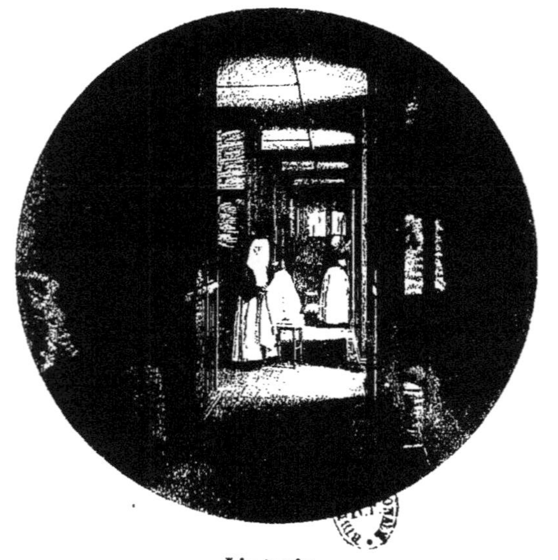

Lingerie.
1858

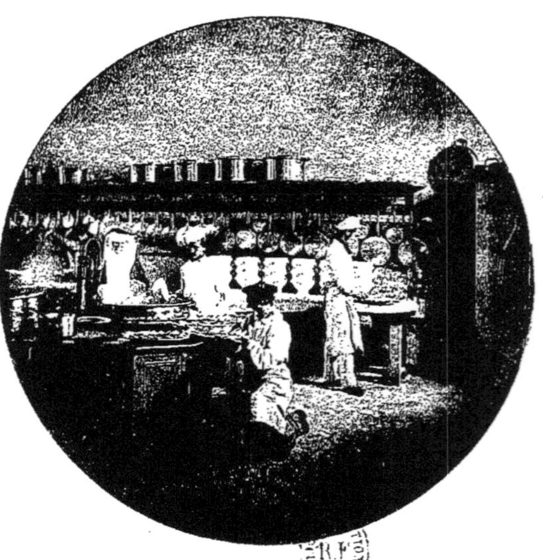

Cuisine.
1858

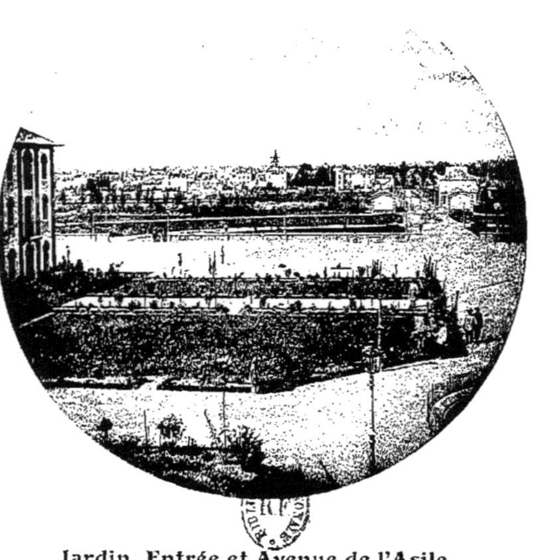

Jardin, Entrée et Avenue de l'Asile.
1858

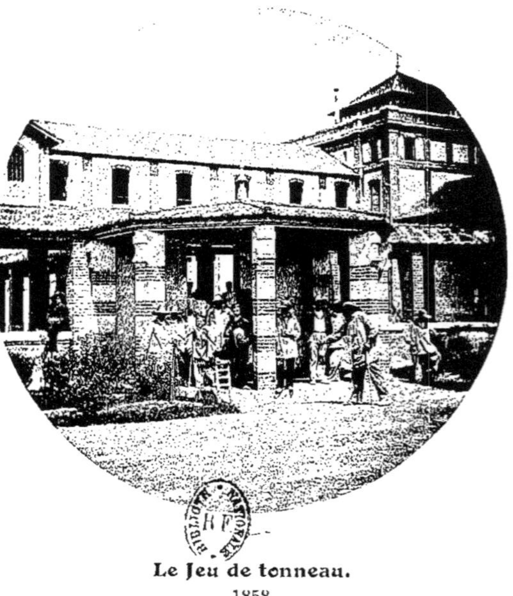

Le Jeu de tonneau.
1858

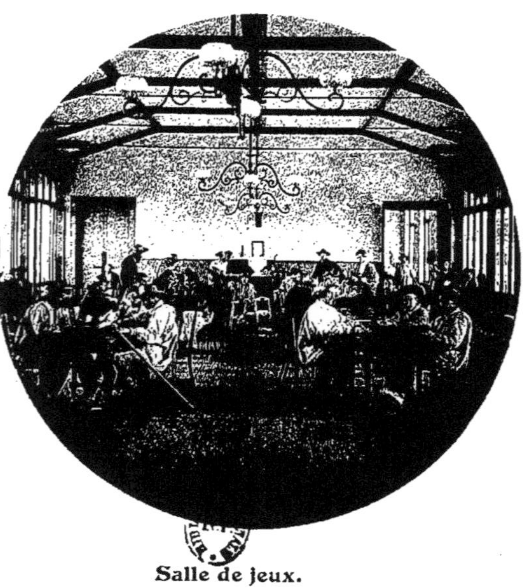

Salle de jeux.
1858

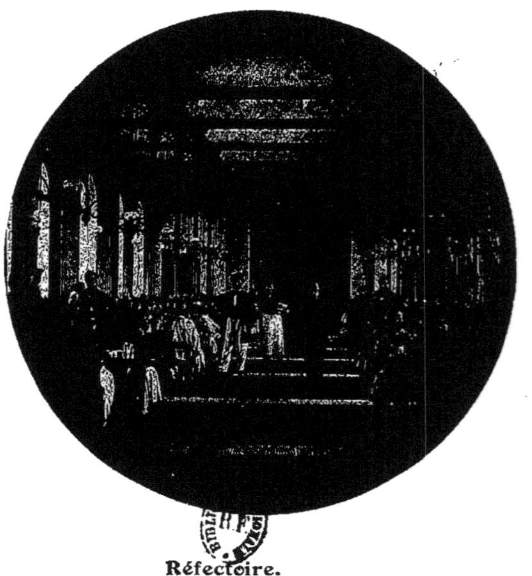

Réfectoire.
1858

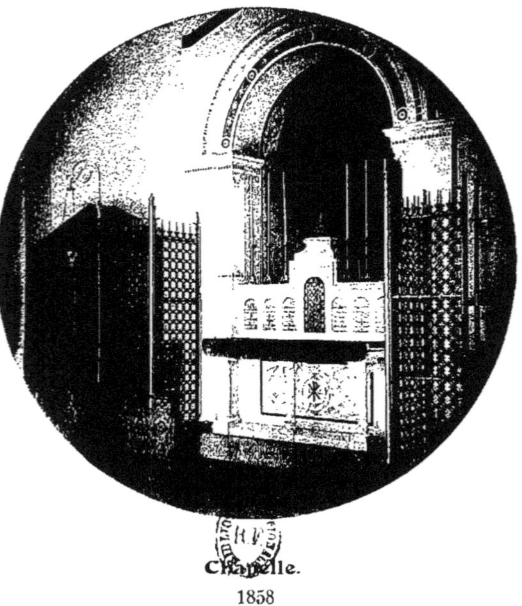

Chapelle.

1858

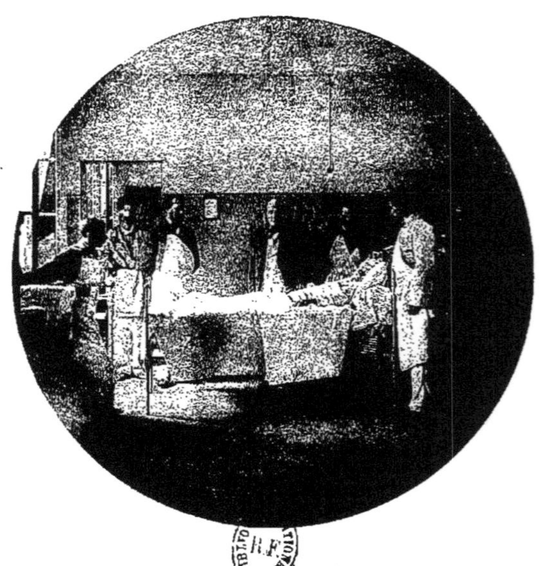

Visite médicale par M. Laborie,
et ses internes.

1858

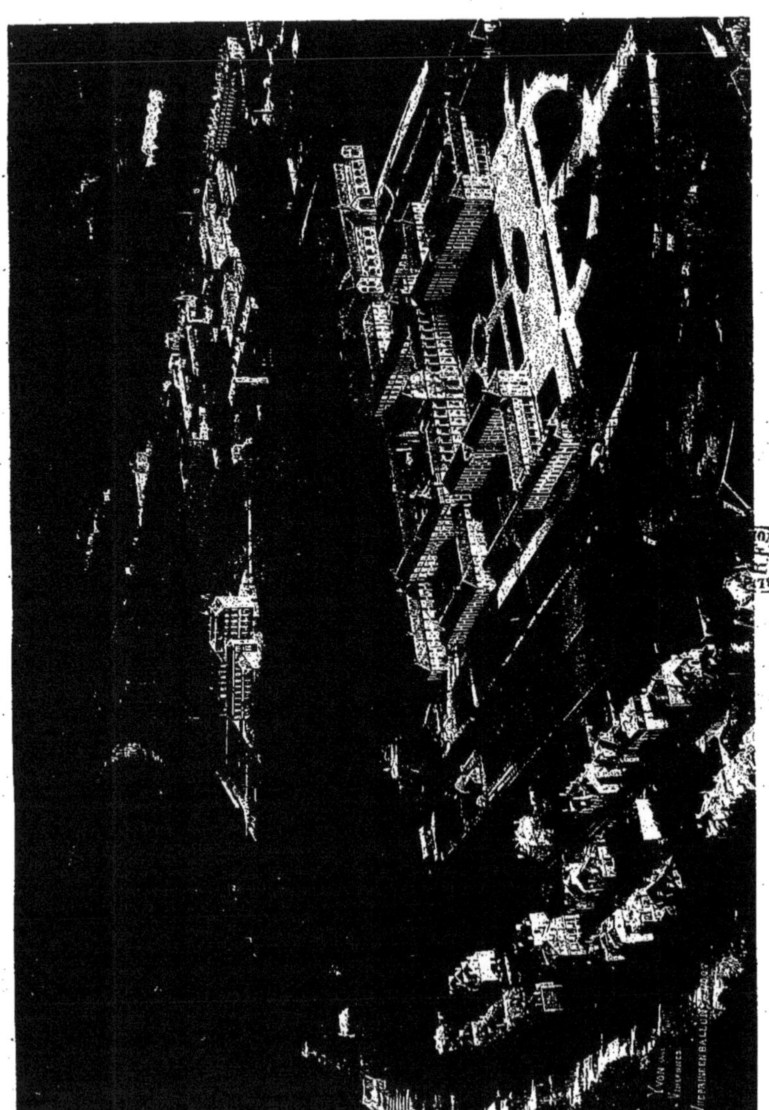



Vue générale de l'Asile en 1907.

(Prise en ballon à 400 mètres.)

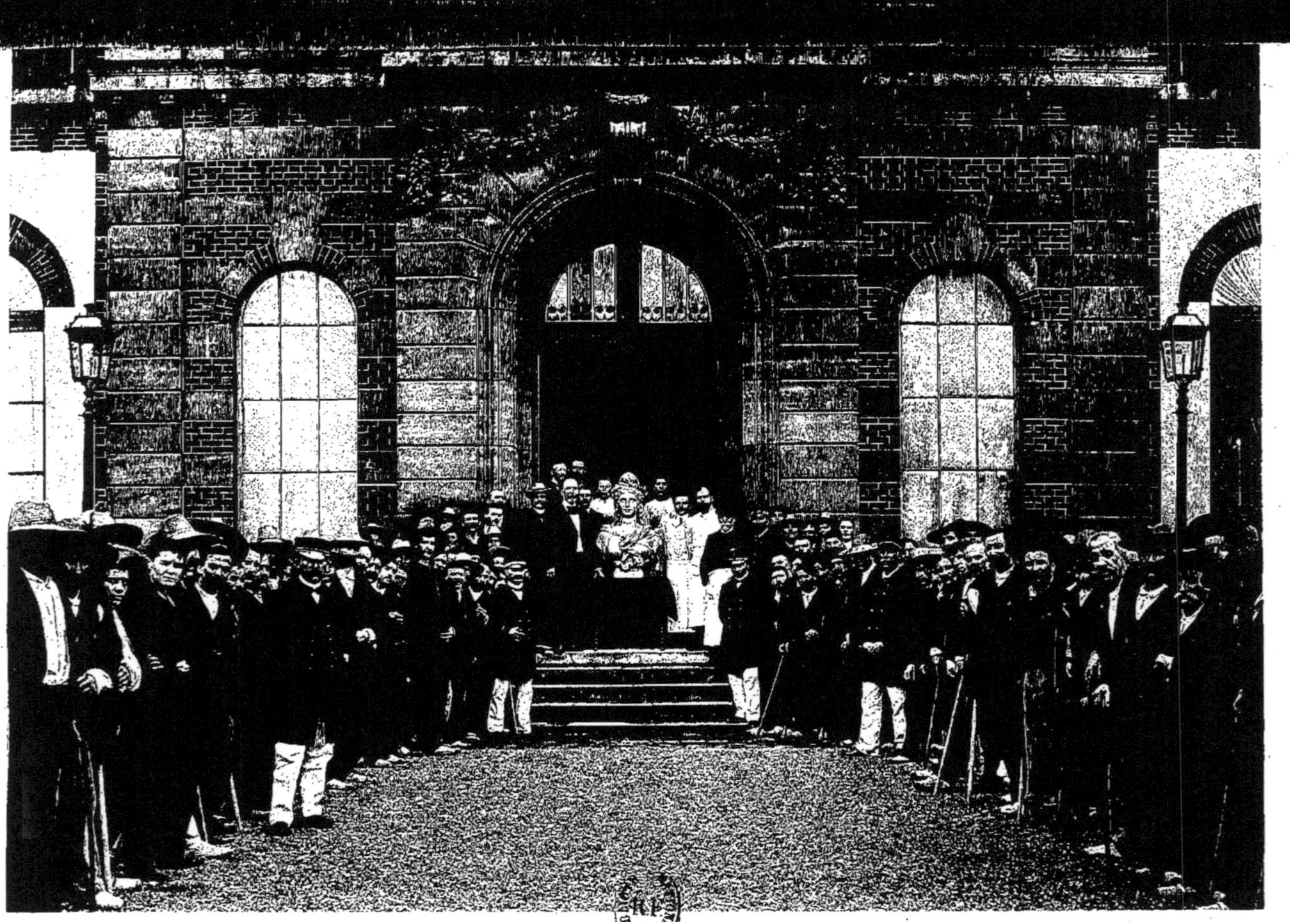

La Fête de la République.

14 Juillet 1907

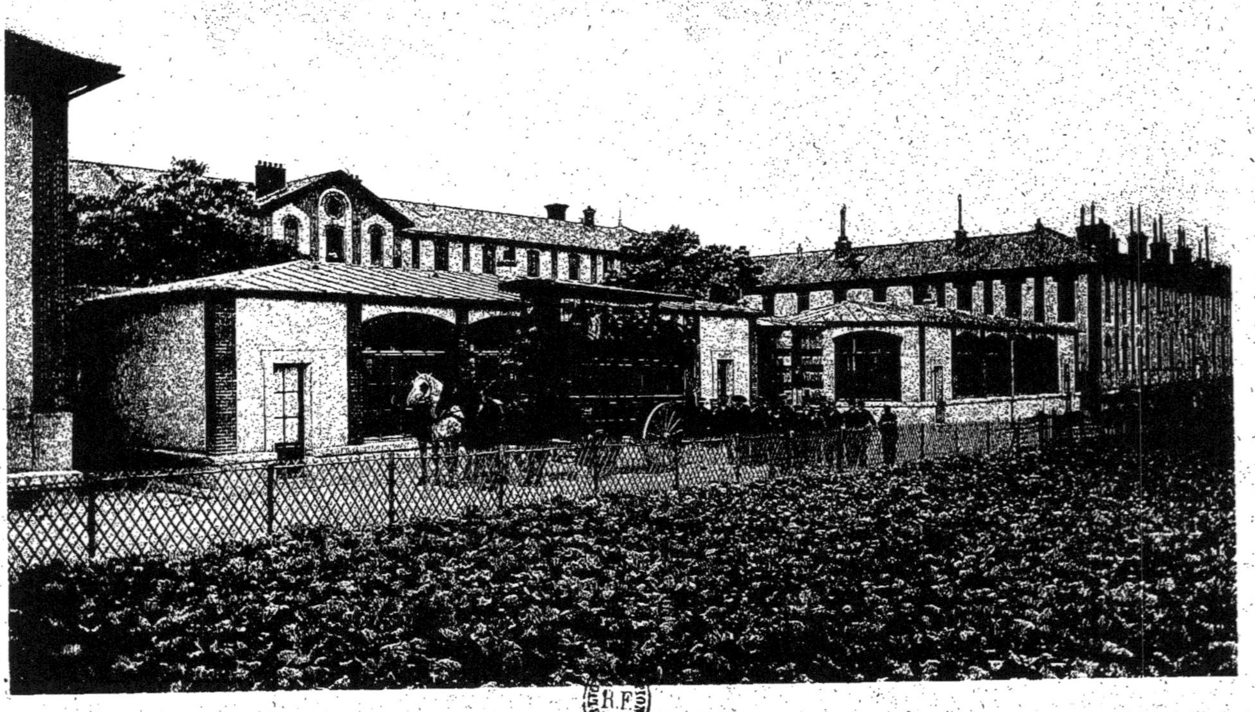

**Les nouveaux parloirs. 1903.**

L'arrivée des convalescents.

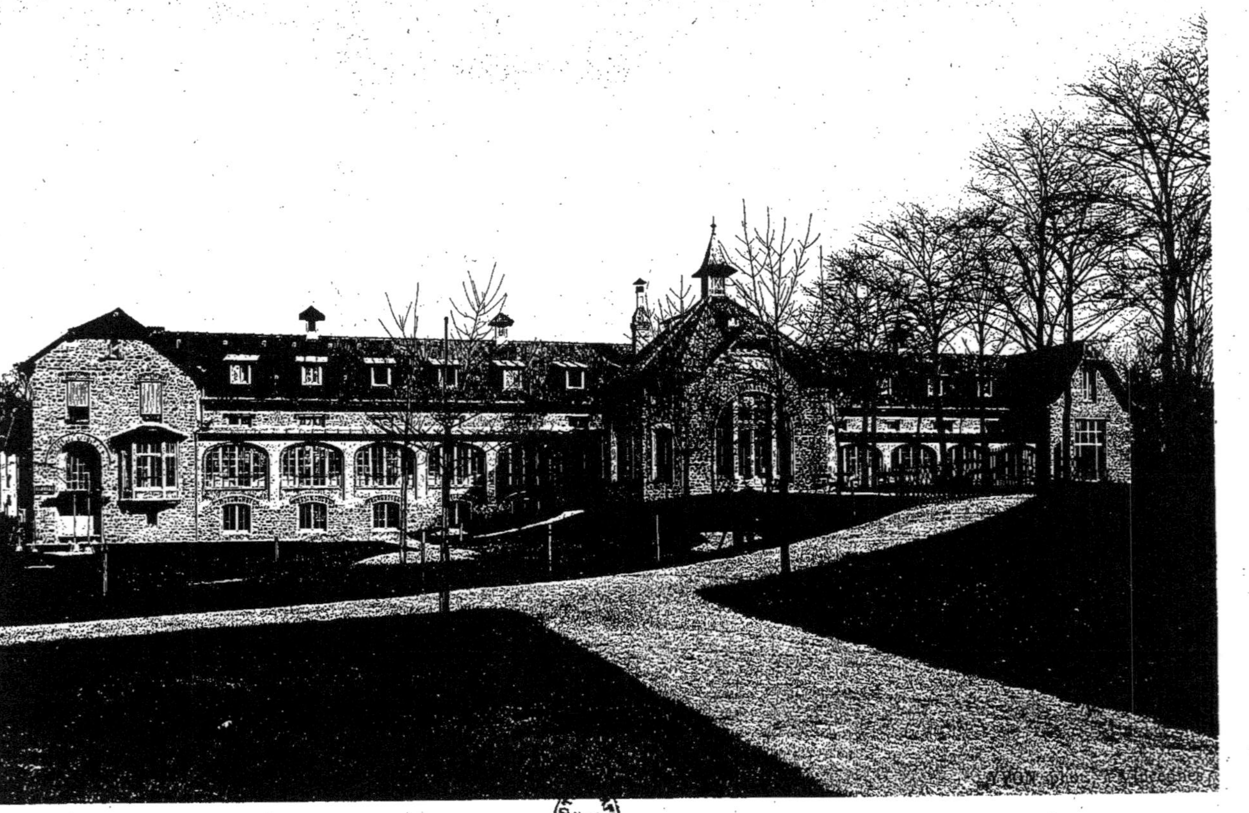

Pavillon de la Nouvelle infirmerie. 1905.

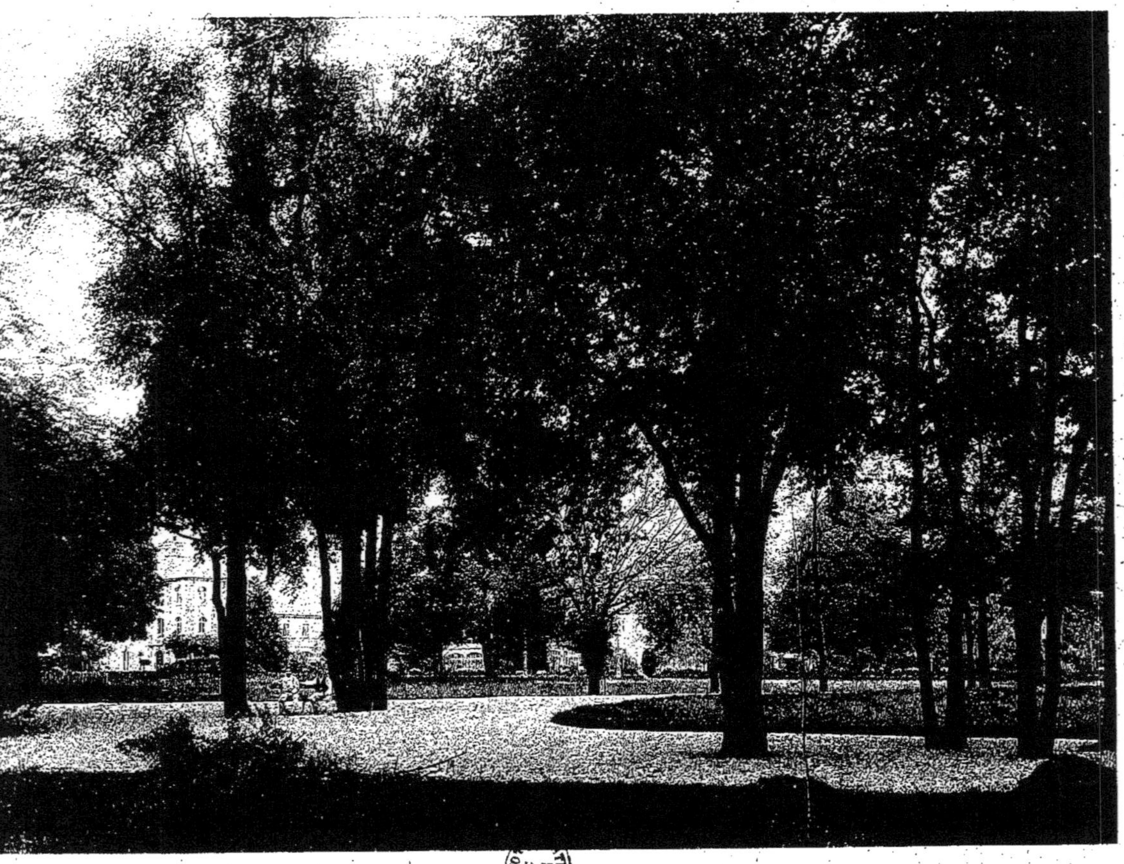

**Un coin du Parc**

où a lieu en été le Concert hebdomadaire donné par les Musiques Militaires.